新编心血管疾病及介入治疗

于海波 著

XINBIAN
XINXUEGUAN JIBING
JI JIERU ZHILIAO

吉林出版集团
吉林科学技术出版社

图书在版编目（ＣＩＰ）数据

新编心血管疾病及介入治疗 / 于海波著. -- 长春：
吉林科学技术出版社, 2018.6
ISBN 978-7-5578-4447-9

Ⅰ.①新… Ⅱ.①于… Ⅲ.①心脏血管疾病—介入疗
法 Ⅳ.①R540.5

中国版本图书馆CIP数据核字(2018)第103181号

新编心血管疾病及介入治疗

著　　者	于海波	
出 版 人	李　梁	
责任编辑	张　凌　张　卓	
装帧设计	雅卓图书	
开　　本	787mm×1092mm　1/16	
字　　数	231千字	
印　　张	9	
版　　次	2018年6月第1版	
印　　次	2018年6月第1次印刷	

出　　版　吉林出版集团
　　　　　　吉林科学技术出版社
地　　址　长春市人民大街4646号
邮　　编　130021
编辑部电话　0431-85635185
网　　址　www.jlstp.net
印　　刷　济南大地图文快印有限公司

书　　号　ISBN 978-7-5578-4447-9
定　　价　88.00元
如有印装质量问题可寄出版社调换

前　言

近年来，临床上心血管病尤其是冠心病在逐渐增多，作为发展中国家的我国，由于经济的发展和生活水平的提高，心血管病的发病率和死亡率正逐渐向发达国家靠拢，已引起社会的广泛关注。另一方面，伴随着医学发展和科技的进步，心脏病的基础研究及临床治疗取得了很大的进展，新理论、新技术不断涌现，临床医师必须不断地学习新知识，掌握新技术，才能更好地为广大患者提供优质的服务。

本书首先讲述了心血管疾病的体格检查、心电图检查等，然后用较大的篇幅详细介绍了临床常见的心血管疾病，包括高血压、冠心病、心脏瓣膜病、心肌病以及介入治疗等。内容丰富，资料翔实，重点突出，既有较强的理论指导性，也有足够的临床实用性。可为各基层医院的住院医生、主治医生及医学院校本科生、研究生提供参考使用。

由于参编人员较多，行文风格各异，叙述简繁不同，加之医学发展日新月异，书中疏漏在所难免，希望广大同仁不吝赐教，使我们得以改进和提高。

编　者
2018 年 6 月

目 录

第一章 心血管疾病的体格检查 ……………………………………………………… 1

第二章 心血管疾病检查技术 ……………………………………………………… 11

　　第一节 正常心电图及测量 ……………………………………………………… 11

　　第二节 异常心电图波形 ………………………………………………………… 13

　　第三节 血管内超声检查技术及其应用 ………………………………………… 26

第三章 高血压 …………………………………………………………………… 38

　　第一节 原发性高血压病 ………………………………………………………… 38

　　第二节 继发性高血压病 ………………………………………………………… 50

　　第三节 顽固性高血压病 ………………………………………………………… 55

第四章 冠心病 …………………………………………………………………… 62

　　第一节 慢性稳定型心绞痛 ……………………………………………………… 62

　　第二节 不稳定型心绞痛 ………………………………………………………… 69

　　第三节 急性心肌梗死 …………………………………………………………… 78

第五章 心脏瓣膜病 ……………………………………………………………… 85

　　第一节 二尖瓣狭窄 ……………………………………………………………… 85

　　第二节 主动脉瓣狭窄 …………………………………………………………… 93

　　第三节 三尖瓣狭窄 ……………………………………………………………… 97

第六章 心肌病 …………………………………………………………………… 99

　　第一节 扩张型心肌病 …………………………………………………………… 99

　　第二节 肥厚型心肌病 …………………………………………………………… 103

　　第三节 限制型心肌病 …………………………………………………………… 106

第七章 冠状动脉造影 …………………………………………………………… 109

第八章 冠状动脉支架置入术 …………………………………………………… 121

第九章 动脉导管未闭和介入治疗 ……………………………………………… 136

参考文献 ………………………………………………………………………… 148

第一章

心血管疾病的体格检查

近年来，由于超声心动的普及及其较好的安全性和较高的准确性，心内科医生逐渐忽视了患者临床查体技术的重要性。但心脏病的诊断要求医生对物理诊断有着深入的理解和掌握，精要的病史和体格检查为许多临床问题提供了诊断和解决的线索，如果缺乏这些概念，一些细微的线索往往会被忽略。本章着重介绍一些对于理解和诊断心血管疾病非常重要的物理诊断要点。

一、脉搏

1. 正常脉搏　如下所述。

（1）通过升支、波峰和波形描述。

（2）由叩击波（左室射血产生）和潮汐波（从外周血管反流形成）组成。

（3）分为 0～4 级。

（4）正常脉压为 30～40mmHg（即收缩压与舒张压的差值）。

（5）动脉收缩时上升支产生首个波峰。

（6）当舒张期主动脉瓣关闭时，下降支会产生第 2 个波峰称为重搏波。

2. 交替脉　如下所述。

（1）触诊为节律规整而强弱交替的脉搏。

（2）反映心肌功能不全，但未必是由于前、后负荷及心肌收缩力改变的失代偿表现。

3. 奇脉　如下所述。

（1）收缩压在吸气时下降幅度超过正常水平 >10mmHg。

（2）病因：包括心脏压塞，慢性肺疾病、急性哮喘发作，大块肺栓塞，右室梗死，心功能衰竭，张力性气胸，妊娠，肥胖，以及少见的缩窄性心包炎。

（3）发生机制：①吸气时右室的静脉回心血量增加，室间隔随之左移，导致左室搏出量下降；②吸气时肺静脉系统储血增加导致左心回心血量减少。

（4）存在左室舒张末压力升高（主动脉反流、左室功能不全），房间隔缺损（ASD、吸气/呼气时向左房分流），或右室肥厚（RVH）及肺动脉高压的情况下，心包压塞时也可能不出现奇脉。

4. 双峰脉　如下所述。

（1）形成脉搏波幅增大并且伴有两个收缩峰。

（2）由于主动脉反流引起叩击波和潮汐波增强所致，在颈动脉最容易扪及。

（3）最常见的原因为严重的主动脉瓣关闭不全（AR、重搏脉）伴或不伴主动脉狭窄（AS），也可见于肥厚性梗阻性心肌病（HOCM、双峰脉、"尖顶-穹隆状"脉），高动力循环状态（如动脉导管未闭、动静脉瘘）。

5. 迟微脉　如下所述。

（1）升支上升缓慢和波幅低平。

（2）最常见于主动脉瓣狭窄，但伴颈动脉硬化的老年人即使有严重的主动脉瓣狭窄也可能不出现。

（3）只表现在升支波上。

6. 升支波脉　如下所述。

（1）颈动脉脉波升支上的峰值（升支波切迹），可能触不到。

（2）可以观察到两个明显的波，起始的上升支缓慢，峰值延迟，接近于 S_2。

（3）见于主动脉狭窄。

7. 复脉　如下所述。

（1）上升波增强，在重搏波之后伴随出现另一个舒张期波峰。

（2）第 2 个波峰出现在舒张期，即 S_2 之后，区别于重搏脉。

（3）见于低心排血量（CO）和高外周阻力（SVR）或高心排血量和低外周阻力（两种情况下，收缩压均降低）。

8. 关于动脉搏动的各种其他体征和表现　如下所述。

（1）Osler 征：①经用血压计袖带阻滞肱动脉仍可触及桡动脉的清晰搏动。②有创式血压测量法的结果不同于袖带测量，可能诊断为假性高血压。

（2）脉搏短绌：①当心房纤颤时，直接心脏听诊的心率与脉率不等。②短的 RR 间期意味着舒张期缩短，导致心肌收缩不全，不能产生足够的心搏量到达外周，因此脉率可能低于心率。

（3）肱-股动脉脉搏延迟：①一般情况下，肱动脉和股动脉的脉搏波几乎同时出现（股动脉稍早）。②当血管狭窄导致血流受阻，股动脉脉搏可能延迟出现。③当处于仰卧位时，下肢血压低于上肢血压。

（4）瓣上型主动脉口狭窄：导致血流被引向右侧，右侧的脉搏和血压高于左侧（包括双侧颈动脉脉搏不等）。

（5）双上肢血压、脉搏不等（收缩压>10mmHg）：①由动脉硬化、栓塞及动脉炎引起的主动脉、无名动脉和锁骨下动脉阻塞所致；也见于颈肋综合征或前斜角肌综合征、胸腔出口综合征、锁骨下动脉盗血综合征、瓣上型主动脉口狭窄或主动脉夹层。②有主动脉缩窄的锁骨下动脉缝合修复术史或体-肺动脉分流。

（6）主动脉瓣重度反流引起高排血量的脉搏异常体征：①Hill 征：a. 股动脉收缩压明显高于肱动脉（>40mmHg）；b. 提示慢性重度主动脉瓣关闭不全的可靠体征；c. 是由流向主动脉远端的叠加波形成的。②Traube 征："枪击音"：听诊器胸件放到股动脉上，可听到"放枪声"。③Corrigan 脉：a. 水冲脉。b. 由心脏的高排低阻导致洪大的上升支和下降支。④Duroziez 征：股动脉的收缩/舒张双期杂音，最具有预测性。

9. 颈静脉脉搏　如下所述。

（1）基本原则：①应同时测量压力和波形；②调整头和躯干的位置，直到能够清楚地观察到静脉搏动，通常约为 45°；③观察颈静脉时颈内静脉优于颈外静脉，右侧优于左侧；④正常人的颈静脉脉搏吸气时下降。

（2）颈静脉压力：①测量高度在颈部胸骨角上方（锁骨与胸骨柄连接处），不论患者为何种体位下，该位置均被认为在右心房的中心之上 5cm。②≥9cm 时认为颈静脉压力升高。③换算：$1mmHg = 1.36cmH_2O$。④腹部静脉回流被用来证实或确定静脉压升高；持续压迫右季肋区 10~30s 致压力升高超过 $4cmH_2O$ 并且撤除压迫后升高持续超过 10s；检查时患者须避免用力，因可导致假阳性结果。

（3）颈静脉脉搏波形：①"a"峰（正向波）：心房压缩（心房收缩）；②"x"谷（负向波）：心室收缩期心房舒张导致右房压下降；③"v"峰（正向波）：收缩期右房充盈；④"y"谷（负向波）：舒张期三尖瓣开放，右室充盈。

（4）病理状态：①心房纤颤："a"波消失，仅出现一个正向波；②完全性心脏阻滞或房室分离：大炮"a"波，为心房收缩与三尖瓣关闭同时发生所致；③三尖瓣狭窄（右室肥厚、肺动脉高压、部分重度左室肥厚）：表现为巨大的"a"波及平缓下降的"y"谷；④重度三尖瓣反流（TR）或房间隔缺损：明显的"v"波和快速下降形成的"y"波；⑤缩窄性心包炎：显著的"y"波（由于充盈主要在舒张早期），并且随着颈静脉压力增高和Kussmaul 征有时会出现的显著"x"波，与前者形成 W 形波；⑥限制性心肌病：可能会出现显著的"x"和"y"波；⑦心脏压塞："x"波显著，"y"波消失，代表着随着颈静脉压力的升高舒张期充盈消失；⑧下腔静脉（SVC）阻塞：颈静脉压升高但搏动消失。

（5）其他体征和表现：Kussmaul 征：由于吸气时右房充盈、阻力升高，颈静脉压力反常升高，为缩窄性心包炎的典型表现；也可见于右室梗死、重度三尖瓣反流，极少出现在心脏压塞情况下。

二、心前区搏动

1. 原则　如下所述。

（1）心尖部未必是搏动最强点（PMI）（如在风湿性二尖瓣狭窄患者中，PMI 可能由右室产生）。

（2）正常情况下心尖部在收缩早期移向胸壁，并且在锁骨中线内第 4 或 5 肋间最易触及。

（3）范围是直径 1~2cm，持续时间小于半程收缩期。

2. 心肌肥厚　如下所述。

（1）左室肥厚（LVH）的心尖搏动持久但不弥散。

（2）右室肥厚（RVH）或肺动脉高压致左胸骨旁持久但不弥散的抬举样搏动。

（3）肥厚性心肌病导致收缩期 2 或 3 次的显著心尖搏动。

3. 心肌扩张　如下所述。

（1）左室扩大导致心尖搏动左移并且搏动弥散。

（2）右室扩大导致心尖搏动弥散，搏动点位于胸骨旁。

4. 病理状态 如下所述。

（1）左室室壁瘤的心尖搏动可弥散性向外膨出并呈摆动样。

（2）缩窄性心包炎可以收缩时胸壁回缩为特点（而不是向外运动）。

（3）容量负荷过重时可导致心前区搏动增强（重度主动脉瓣或三尖瓣反流，大量的左向右分流）。

三、心音

1. **第一心音** 如下所述。

（1）查体：①二尖瓣（第一成分）和三尖瓣（第二成分）的关闭为心室收缩期的开始；②最好应用鼓型听诊器在心尖部听诊二尖瓣、胸骨左缘听诊三尖瓣；③二尖瓣和三尖瓣的开瓣音为病理性杂音。

（2）强度

1）二尖瓣关闭音通常强于三尖瓣。

2）S_1 在心尖部和胸骨左缘强于 S_2，在胸骨左、右第 2 肋间弱于 S_2。

3）S_1（特别是 M_1 成分）增强见于：PR 间期缩短（由于心室开始收缩时瓣叶处于低垂状态，关闭震动幅度大）；瓣叶活动度好的 MS；左室收缩功能增强或因分流导致跨瓣血流增加（瓣叶关闭的力度增加）；三尖瓣狭窄或房间隔缺损（T_1 成分增强）。

4）S_1 减弱见于：PR 间期延长（心室开始收缩时瓣叶接近）；瓣叶活动度差的 MS；重度主动脉反流（由于二尖瓣漂浮而提前关闭和左室舒张末压升高）；由于瓣膜脱垂或连枷导致三尖瓣反流（MR）（瓣叶接合不良）；重度左室功能不全致心排血量下降（瓣叶关闭力量减弱）。

5）S_1 强弱不等见于：心房纤颤（AF）；完全性心脏阻滞和房室分离。

（3）心音分裂：①出现在右束支传导阻滞（RBBB）（通常是 S_2 分裂）、左心室起搏、预激或 Ebstein 异常；②S_1 的逆分裂少见，可由重度二尖瓣狭窄、左束支传导阻滞以及右心室起搏引起的 M_1 关闭延迟所致；③S_1 分裂必须与 S_4、喷射音鉴别，S_4 为使用钟形听件于心尖部听诊最明显，喷射音（肺动脉或主动脉区）于心底部听诊明显。

2. **第二心音** 如下所述。

（1）查体：①出现在心室收缩末期，为主动脉瓣（第一成分）和肺动脉瓣（第二成分）关闭产生；②用鼓形听件在胸骨左缘和右缘的第 2 肋间听诊最为清晰。

（2）强度：①主动脉瓣关闭在胸骨右缘第 2 肋间最清楚，通常强于肺动脉瓣第 2 心音，后者的听诊区为胸骨左缘第 2 肋间；②高血压、主动脉扩张时 S_2（A_2）增强，主动脉瓣狭窄时 S_2（A_2）减弱；肺动脉高压、肺动脉扩张时 S_2（P_2）亢进，肺动脉狭窄（PS）时 S_2（P_2）减弱。

（3）心音分裂

1）正常情况下，A_2 和 P_2 在吸气时分离、呼气时重叠（生理性分裂），是由于右室的射血时间比左室长以及肺血管床的阻抗下降导致。

2）S_2 分裂可以是生理性的，也可以为病理性。

3）病理性分裂

固定分裂：由于右心容量在吸气和呼气时变化微小，分裂时距不受呼吸影响。见于房间隔缺损、肺动脉狭窄、右心力衰竭。

通常分裂：为正常分裂时距的延长，贯穿于整个呼吸周期，分裂在吸气和呼气时均存在但不固定。原因为 P_2 延迟，见于 RBBB、肺动脉高压、右心功能不全、肺动脉瓣狭窄、肺动脉扩张；A_2 提前，见于重度二尖瓣反流、室间隔缺损（VSD）、WPW（左室预激）。

反常分裂：分裂在呼气时出现（P_2 在前，A_2 在后），吸气相消失。原因为 A_2 延迟，见于 LBBB、AS、左心功能不全、HOCA、主动脉扩张、栓塞；P_2 提前，见于 WPW（右室预激）。

3. 第 3 心音　查体与强度。

（1）由充盈早期血流突然减速形成。

（2）青年人为生理性，可于立位时消失。几乎所有的成人在 40 岁以后 S_3 消失。

（3）使用钟形听件（低频）轻置于左侧卧位心尖部听诊。

（4）右室的 S_3 可在胸骨左缘，吸气时可能增强。

（5）最常在高速血流通过房室瓣时听到。

（6）S_3 紧跟在开瓣音和心包叩击音之后。

（7）S_3 与心房波形的"y"波或超声心动中的 E 峰相对应。

（8）S_3 极少出现在明显的 MS 情况下。

4. 第 4 心音　查体与强度。

（1）因心室充盈阻抗增加、血流减速和心室顺应性下降导致心房收缩瓣膜震动所产生。

（2）S_4 通常为病理性（心房奔马律），但也偶尔见于年轻人。

（3）听诊 S_4 最好使用钟形听件，出现在 S_1 之前，心电图的 P 波之后，等同于超声心动中的 A 峰。

（4）左心 S_4 的听诊最好在呼气相，左侧卧位的心尖部；右心 S_4 最好在吸气时的胸骨左缘至胸骨中部。

（5）常见的左心 S_4 的病理状态有主动脉狭窄、高血压、HCM 及缺血性心脏病；右心 S_4 可在肺动脉高压和肺动脉狭窄时闻及。

（6）心房纤颤时听不到 S_4 奔马律。

（7）如果同时听到 S_3 和 S_4，可能见于心动过速和 PR 间期延长，称为"复合奔马律"。

（8）带有明显的 S_3 和 S_4 的四联律可能见于心动过速。

5. 额外心音　如下所述。

（1）舒放期开瓣音（OS）：①病理性杂音由二尖瓣或三尖瓣狭窄时瓣膜在舒张早期突然开放产生。②开瓣音为一心尖内侧的高调杂音，听诊时最好用鼓形听件。③如果瓣膜活动性差或同时并发二尖瓣关闭不全，可以不出现开瓣音。④如果与 S_2 的间期少于 70ms 提示为重度二尖瓣狭窄，但该时限也受其他因素的影响，如左房和左室压力和顺应性。⑤S_2 – OS间期在心率加快或伴随主动脉瓣狭窄、主动脉瓣关闭不全或二尖瓣关闭不全时可能没有意义。⑥肿瘤扑落音与开瓣音的出现时间相同。⑦开瓣音在心包叩击音或 S_3 之前。⑧右心开瓣音在胸骨左缘听诊最为清晰，并随着呼吸变化。

（2）舒张期的其他杂音：①肿瘤扑落音与开瓣音出现在同一时间段内，是由于肿瘤如黏液瘤在舒张期随血流进入心室。②心包叩击音出现在 S_3 之前、开瓣音之后，利用鼓形听件在心尖部最易闻及并随呼吸发生变化，发生在缩窄性心包炎的舒张早期心室的快速充盈期。

6. 收缩期杂音　如下所述。

（1）喷射音（ES）：①喷射音出现在收缩早期，在瓣膜开放后。②喷射音在颈动脉搏动之前。③利用鼓形听件听诊为一高调心音。④主动脉喷射音随主动脉瓣二叶开放出现，可在胸骨、胸骨左缘或心尖部闻及。主动脉扩张时也可出现，不随呼吸发生改变。⑤肺动脉喷射音在呼气时增强、吸气时减弱（仅有右侧的心音随吸气降低），肺动脉扩张时亦可出现。

（2）非喷射性喀喇音（收缩中晚期）：①主要见于二尖瓣黏液瘤样变后发生的二尖瓣脱垂（MVP）。②喀喇音是由于收缩期腱索突然拉紧产生的震动所致。③利用鼓形听件在心尖部最易闻及。④其他少见原因包括房间隔室壁瘤、肿瘤或非黏液瘤样二尖瓣病变。⑤喀喇音可以是单发或多发，并可能随时间变化。⑥左室的后负荷容量降低时喀喇音接近 S_1，左室容量或后负荷增加时远离 S_1。

（3）心包摩擦音和其他额外心音：①为高调搔抓音。②患者在取坐位前倾或呼气末时明显。③典型杂音由三相组成，但通常仅可闻及一或两项：a. 心房收缩；b. 心室收缩；c. 心室舒张期。

（4）起搏器起搏音：起搏器起搏音为第一心音之前出现的胸壁肌肉收缩产生的高频额外心音。

（5）心脏人工瓣膜音：①开放与关闭时的心音强度随修复瓣膜的类型和构造而不同。②球门形瓣膜为响亮的开放音及关闭音。③双瓣尖或斜形盘状瓣膜，关闭音强于开放音。④在主动脉瓣修复后，正常情况下不应出现收缩期杂音（若出现说明主动脉关闭不全）。⑤二尖瓣修复术后，正常情况下不应出现全收缩期杂音（若出现说明有二尖瓣关闭不全）。

7. 收缩期心脏杂音　如下所述。

喷射样杂音：

（1）主动脉瓣狭窄：位置：利用鼓形听件在胸骨右侧或左侧第2肋间最清楚。性质：主要为递增/递减性质粗糙音；老年患者为一高调乐音并向心尖部传导（Gallavardin音）。传导：向颈部和颈动脉传导，有时在老年患者可能向心尖部传导，但不会超过心尖部。强度：与血流量相关，因此可能不反映狭窄的严重度。严重度：射血时间延长提示重度主动脉瓣狭窄（期限延长高峰延迟）。影响因素：主动脉瓣狭窄杂音可在做 Valsalva 动作时减弱，室性期前收缩后增强。伴随表现：明显的"a"波（室间隔肥厚导致右室顺应性下降——Bernheim效应）；颈动脉搏动的升支波表现得微小而低平，但老年动脉硬化患者不一定出现；颈动脉震颤（shudder）；心尖搏动持久而位置固定；先天性主动脉瓣狭窄早期喷射音；第2心音为单音（P_9）或可出现反常分裂；重度主动脉瓣狭窄时 A_2 强度减弱；触诊及听诊可及 S_4；脉压减低。变异：先天性瓣上型主动脉缩窄的杂音可于胸骨右缘第1或第2肋间闻及，并且左侧脉搏相对减弱。

（2）主动脉硬化：位置：利用鼓形听件在胸骨右缘第2肋间听诊。性质：柔和。传导：无明显传导。强度和严重度：与血流及早高峰相关。伴随表现：无主动脉瓣狭窄表现，P_2 正常，无颈动脉传导。

（3）肥厚型心肌病：位置：左室流出道（LVOT）梗阻杂音沿胸骨左缘最为清晰。性质：粗糙。传导：LVOT 梗阻杂音可广泛传导但无颈部传导。强度和严重度：与梗阻程度有关。影响因素：影响左室容量：收缩力和血管阻力的血流动力学改变所引起的杂音变化有助于 HCM 与 AS 鉴别。站立时 AS 杂音减弱，而 HOCM 增强；Valsalva（用力时）HOCM 杂音增强，而 AS 杂音减弱或不变；硝酸酯药物使 HOCM 及 AS 杂音增强；室性期前收缩后 HOCM 及 AS 的杂音增强。伴随表现："a"波增强（室间隔肥厚继发右室顺应性减低）；颈静脉脉搏波升支陡立，有时为双峰，"峰－穹隆"现象；左室心尖部抬举样搏动，双相或三相（前收缩期及收缩期的双外向搏动）；S_2 反常分裂；S_4 奔马律。

（4）肺动脉瓣狭窄：位置：肺动脉瓣听诊区。性质：递增/递减型，低或中调粗糙杂音。传导：指向左肩或颈部。强度和严重度：取决于血流量，反映在杂音持续时间、达峰时间和 S_2 分裂程度。影响因素：吸气时增强。伴随表现："a"波增强；持续的胸骨旁抬举样搏动；P_2 消失或减弱；S_2 分裂增宽；早期肺动脉瓣喷射音随吸气减弱；可闻及右心 S_4。

（5）无害性和功能性杂音（在儿童为 Still 杂音）：位置：胸骨左或右缘。性质：柔和、短促，收缩中期。传导性：无传导。强度和严重度：与血流量有关，但通常性质柔和。影响因素：强度可随不同体位改变或消失，如站立位。伴随表现：主动脉相对狭窄，左室假腱索。

（6）关闭不全

1）二尖瓣关闭不全：位置：采用鼓形听件在心尖部听诊。性质：吹风样，高调。传导性：典型者向左腋下传导，与主动脉瓣狭窄不同。强度和严重度：随血压、负荷情况、机制和反流程度而变化。影响因素：可在呼气时增强或心脏等容收缩期增强。变异：由后叶脱垂导致的二尖瓣反流可沿前向传导至胸骨左缘和颈部。二尖瓣关闭不全杂音可不为全收缩期；伴随在喀喇音之后可出现在收缩中或晚期；急性二尖瓣关闭不全时杂音可出现在收缩早期（跨瓣压力迅速平衡）。伴随表现：心尖搏动移位，S_1 减弱，出现 S_3，S_2（P_2）在肺动脉高压时可表现为亢进。

2）三尖瓣关闭不全（TR）：位置：胸骨下缘，也可位于胸骨右缘。性质：吹风样，高调。传导性：右侧传导，不超过腋下，与二尖瓣不同。强度：吸气时增强（Carvallo 征），有时重度三尖瓣关闭不全的杂音较低，吸气时可不增强（当右室容量不变时发生右心力衰竭）。严重度：可与杂音强度相关，肯定与颈静脉压增高相关。变异：如右室明显扩张，占据左侧心前区时，三尖瓣反流杂音可向心尖部传导。伴随表现：左侧胸骨旁抬举样搏动（由右室肥厚导致）；颈静脉压增高伴随巨大"V"波和迅速下降的"y"谷；肝可触及，右心 S_3，舒张期隆隆样杂音，S_2 分裂变窄以及肺动脉高压时出现 P_2 亢进。

3）室间隔缺损：位置：胸骨下缘。性质：粗糙，高调。传导性：沿胸骨而无腋下传导。强度：通常响亮，但也取决于分流量。严重度：通常伴随震颤，但杂音强度与分流程度不成正比（响亮：局限的杂音通常分流量小、柔和：非局限杂音通常分流量大）。影响因素：与三尖瓣关闭不全不同，吸气时无增强，应用硝酸酯药物杂音减弱。变异：根据左、右室相对压力水平，可有收缩早期喷射音。如杂音在胸骨左缘第 1 和第 2 肋间最响、向左侧锁骨方向传导，则怀疑嵴上缺损。伴随表现：震颤，S_2 一般正常。

8. 舒张期心脏杂音　如下所述。

（1）二尖瓣狭窄：位置：心尖部附近，最清晰在左侧卧位。性质：最好使用钟形听件，为舒张期递增型低调隆隆样杂音，杂音于收缩期前增强（在正常窦性心律或心房颤动时可闻及）。传导性：无传导。严重度：与杂音的持续时间有关，A_2 到开瓣音的间期可能与严重程度相关。影响因素：硝酸酯药物使杂音增强，由于产生心动过速所致。变异：当血流量增加时，无二尖瓣狭窄时也可能听到舒张早到中期隆隆样杂音（如较大的室间隔缺损、PDA）。伴随表现：S_1 可能增强；开瓣音伴开瓣音——A_2 间期缩短，P_2 增强以及左侧胸骨旁抬举样搏动。

（2）主动脉瓣关闭不全：位置：胸骨或右缘。性质：吹风样，高调递减型，最好使用鼓形听件，紧随在 A_2 之后。最佳听诊体位为前倾坐位呼气状态。传导性：如上述部位的杂音清楚并向胸骨右缘传导，则应考虑主动脉根部病变；如为瓣叶畸形，杂音位于左胸并向心尖部传导。强度：与主动脉舒张压和左室舒张末压压差相关，并且受主动脉瓣关闭不全的大小影响。严重度：严重程度不取决于杂音持续时间，但全收缩期杂音与严重的主动脉瓣关闭不全有关；其他的伴随表现是决定严重度的重要因素。变异：瓣叶的吻合口缝隙可产生杂音，急性主动脉瓣关闭不全为舒张早期杂音。伴随表现：主动脉瓣区收缩期喷射性杂音，Austin-Flint 杂音为舒张期心尖部低调杂音，并在收缩期前增强、类似于 MS 时的杂音，S_1 减弱（提前关闭），S_2 反常分裂，出现 S_3，心尖搏动增强并且发生移位，收缩压降低、脉压增宽，脉搏洪大并可能出现双峰脉；Hill 征阳性；可出现舒张期二尖瓣反流。

（3）肺动脉瓣关闭不全（PR）：位置：胸骨左缘第2或第3肋间隙。性质：高调吹风样，舒张早期递减型，如果出现有肺动脉高压通常紧随 P_2 之后（Graham Steel）；如无肺动脉高压则为 P_2 之后的低调杂音。传导：非常局限。强度：吸气时增强。严重度：重度肺动脉瓣关闭不全时出现往返型杂音。伴随表现：S_2 响亮不伴主动脉瓣关闭不全的周围血管征。

（4）三尖瓣狭窄：性质：固定位于胸骨左缘下段或剑突下。特点和音调：比二尖瓣狭窄杂音频率高、开始时间早，在收缩期前增强，最好使用钟形听件听诊。传导性：局限。强度：吸气时增强。严重度：与杂音持续时间有关。影响因素：开瓣音在吸气时增强。变异：在血流增加（如伴随房间隔缺损）的情况下，可能出现短促的舒张早到中期的隆隆样杂音。伴随表现："a"波增强，缓慢下降"y"波；S_1 分裂和 S_1/T_1 响亮；肝大、腹腔积液、水肿。

（5）连续性心脏杂音：①包括部分或全收缩期和舒张期，但一定为覆盖 S_2 的连续性杂音。全收缩期和全舒张期杂音同时出现，但不掩盖 S_2 则不属于连续性杂音。连续性杂音的出现是由于在腔室或血管结构之间存在压差所致（主动脉-肺动脉、动脉-动脉、动脉-静脉、静脉-静脉）。良性的连续性杂音包括静脉瘘和乳房杂音。病理性杂音包括动脉导管未闭、冠状血管瘘、肺动静脉瘘及主动脉缩窄。

（6）动脉导管未闭：①在胸骨左缘第2肋间可闻及，传导至左锁骨区。②粗糙，响亮，机械样杂音，有时伴震颤。③逐渐增强，高峰在 S_2 处，然后逐渐下降，可不全部覆盖舒张期。④发展至肺动脉高压时，舒张期成分缩短。当肺动脉收缩压明显升高时，舒张期成分会消失。

（7）冠状动脉瘘：可发生在右房、右室、左房或肺动脉，因此杂音位置不固定。

（8）静脉瘘：①为良性杂音，多数儿童可闻及。②锁骨上窝（最好在右侧）坐位时最易闻及。③性质可变，可为嗡嗡声或喘鸣音。④杂音中最响亮的成分在舒张期。⑤头部活动时可出现，压迫及仰卧位可消失。

（9）心包摩擦音：①在胸骨左缘可闻及一高调搔抓样杂音。②在患者前倾坐位呼气时最易闻及。③包括3种成分：心房收缩、心室收缩（最主要成分）和心室舒张。

（10）乳房杂音：①良性杂音，出现在妊娠晚期或哺乳期。②收缩期最响。③用力压迫可使杂音消除。

9. 动态听诊　如下所述。

（1）呼吸：①总体来讲，吸气时右心杂音和心音增强，左心杂音及心音减弱。②特例包括：并发右心力衰竭时，三尖瓣关闭不全杂音在吸气时可不增强；二尖瓣脱垂的喀喇音接近 S_1 时，杂音在吸气时可延长并增强；肺动脉瓣狭窄的喀喇音吸气时减弱。

（2）Valsalva 动作：①深吸气然后向着关闭的声门用力呼气 10~12s。②在第 2 阶段的用力期间可于床边发现静脉回流减少、血压降低和反射性心动过速。③第 4 阶段是特征性的体循环动脉血压升高和反射性心动过缓。④在用力时唯一增强的杂音是肥厚梗阻型心肌病，二尖瓣脱垂引起的二尖瓣关闭不全杂音将会延长，强度将会增加。⑤右心杂音在 Valsalva 动作结束后的 2 或 3 个心搏后恢复至基线水平。

（3）血流动力学影响：①仰卧位时抬高下肢增加静脉回流，可最大程度上放大左侧和右侧的心音，肥厚梗阻型心肌病的杂音则消失。②紧攥双手可升高血压和心率；主动脉瓣狭窄杂音不变或可减弱，其他大多数左心杂音增强。肥厚梗阻型心肌病的杂音减弱，二尖瓣脱垂的喀喇音和杂音延迟并减弱。

（4）药物作用：①硝酸酯药物可显著地短暂性减少前负荷和后负荷（血压），并随之增加心室率。②有利于鉴别主动脉瓣狭窄（增强）和二尖瓣关闭不全（减弱）；二尖瓣狭窄（增强）和 Austin Flint 杂音（减弱）；二尖瓣脱垂喀喇音时限延长。

（5）室性期前收缩后：肥厚型心肌病的脉压下降（Brockenbrough 现象），主动脉瓣狭窄的脉压升高。

四、特殊疾病

1. 急性心肌梗死　心动过速；S_1 减弱；S_2 反常分裂；S_3 奔马律；S_4（心肌缺血时左室顺应性下降）；二尖瓣反流的收缩期杂音（乳头肌功能不全或左室扩张）。

2. 右室梗死　"a"波增强；Kussmaul 征（由于右室顺应性降低，吸气时颈静脉压增加）；低血压；S_3、S_4；三尖瓣收缩期杂音（乳头肌功能不全）；无肺部啰音。

3. 扩张型心肌病　颈静脉压力升高，"a"、"v"波增强；血压降低，脉压减小，交替脉；心尖搏动侧移，通常弥散；并发左束支传导阻滞或左室射血时间延长时，出现 S_2 反常分裂，肺动脉高压时 S_2（P_2）亢进；心动过速时出现 S_4、S_3 或重叠奔马律；二尖瓣、三尖瓣反流杂音。

4. 限制型心肌病　颈静脉压升高，迅速下降的"y"波；Kussmaul 征；脉压变窄；S_3 或 S_4；房室瓣反流杂音；肝大、水肿、腹腔积液。

5. 心脏压塞　颈静脉压升高；低血压（Beck 三联征：颈静脉压升高、心音遥远和低血压）；心动过速；奇脉；"X"波下降支显著，"y"波下降支减小或消失；可有心包摩擦音。

6. 缩窄性心包炎　颈静脉压升高；"x"波升支和"y"波降支陡峭；Kussmaul 征；收缩期心尖搏动回缩；心包叩击音；肝大、水肿、腹腔积液。

7. 肺动脉高压　"a"波明显；左锁骨旁收缩期抬举样搏动；P_2 亢进，可传导至心前区；S_2 通常分裂；右心 S_4 或 S_3；肺动脉瓣区喷射音；肺动脉瓣反流；三尖瓣反流。

8. 房间隔缺损　巨大"V"波；右心室收缩期强有力的抬举样搏动；P_2 增强；S_2 固定分裂；肺动脉喷射音；收缩中期喷射性杂音；舒张期三尖瓣区低调隆隆样杂音；肺动脉瓣关

闭不全；Holt – Oran 综合征（手 – 心综合征）；Lutembacher 综合征：房间隔继发孔缺损并发二尖瓣狭窄。

9. 室间隔缺损　S_2 正常；S_2 分裂增宽（大型缺损）；左室 S_3（大型缺损）；收缩期杂音强度和持续时间变化；震颤。

10. 动脉导管未闭　水冲脉；心尖搏动移位，弥散；S_2 被杂音掩盖，但通常正常；S_3；左锁骨处连续性机械样杂音，杂音高峰在 S_2 附近；杂音的收缩期成分在发生反向分流时消失；"差异性发绀"，即反向分流时发生发绀或杵状指。

第二章

心血管疾病检查技术

第一节 正常心电图及测量

心电图纸由竖线和横线划分成小格，每隔4条细线划一条粗线，由细线构成的方格习惯称为小格，粗线间则称为大格。

1. 测量方法

（1）心电图记录纸

1）心电图纸为相隔1mm的竖线和横线，竖线间代表时间，横线间代表电压。

2）描记心电图时，如果记录纸移动的速度为25mm/s，两细竖线之间相距为1mm，每1小格=0.04s，每5小格=0.20s。做心电图时必须先定标准电压（定标），如果1mV电压使描记笔向上移10个小格，则每小格为0.1mV，如上移5个小格，每小格为0.2mV（图2-1）。

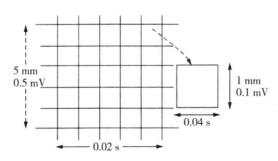

图2-1 心电图的度量单位

（2）各波及间期的测量：见图2-2。

1）时间测量：选择波形比较清晰的导联，从波形起始部的内线（凸面起点）量到波形终末部分的内缘（凸面终点）。

2）电压测量：向上波：从等电位线上缘垂直量到波形的顶端；向下波：从等电位线下缘垂直量到波形的最低点。

3）S-T段测量：自J点后0.04s处开始测量（指S波的终点与S-T段的起点交接处）。当S-T段抬高，从等电位线上缘至S-T段上缘测量。S-T段压低，则相反。

4）心率测量：计算法：心律整齐时，测5个P-P或R-R的间隔时间，求平均值，代入公式：心率＝60/P－P 或 R－R 间期（s）。

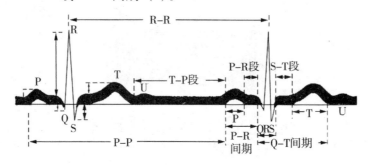

图 2－2　心电图测量方法

简易法：数 6s 内的 P 波或 R 波的数目再乘以 10，即为每分钟的心率数。

5）心电轴测量：心电图分析中，常把心电轴分析作为一项指标，它对诊断心室肥厚、左前、后分支传导阻滞等有一定帮助。可根据查表法、作图法或简易判断法分析电轴是否正常。

简易判断法：根据Ⅰ和Ⅲ导联 QRS 波主波方向判断。

Ⅰ导联主波向上，Ⅲ导联主波向下，提示心电轴左偏；Ⅰ导联主波向下，Ⅲ导联主波向上，提示心电轴右偏；Ⅰ导联主波向上，Ⅲ导联主波向上，提示心电轴正常。

6）心脏钟向转位：正常心电图，心室除极时 V_1，V_2 导联 QRS 波群呈 rS 型，R/S＜1；V_5，V_6 导联 QRS 波群呈 qRs 型，R/S＞1。V_3，V_4 导联探查电极位置相当于室间隔，R 与 S 波几乎相等，R/S≈1。将 V_1～V_5 排列起来看，R 波逐渐增高，S 波由深变浅。如心电图胸前导联 R 与 S 波比例不符合此规律，表明心脏可能有转位。例如 V_5 的 R/S≤1，说明右心室特征图形向左侧转，称顺钟向转位（从下往上看）。相反，如 V_3 出现 qRs 波表示左心室图形转向中间，称逆钟向转位（图 2－3）。

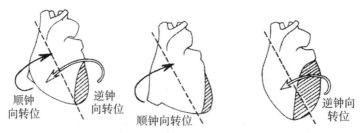

图 2－3　心脏转位示意图

2. 正常心电图　各波、段的时间与电压的正常范围典型心电图包括 PQRST 5 个波，2 个平段（P－R 段、S－T 段），2 个间期（P－R 间期、Q－T 间期）。

（1）P 波：①在 QRS 波之前；②在Ⅱ，aVF，V_4～V_6 直立，aVR 倒置；③时间：＜0.11s；④电压：肢体导联＜0.25mV，胸导联＜0.15mV；⑤形态：光滑呈圆钝形。

（2）P－R 间期：由 P 波的起点测到 QRS 波的起点，这段时间包括窦房结激动后，引起心房的激动，通过房室交界区传到心室激动之前的一段时间。一般在Ⅱ导联上测量。成人正常范围是 0.12～0.20s。与年龄、心率有关，心率快的 P－R 短；心率慢的 P－R 稍长。

（3）QRS波群：①时间：成人正常范围0.06~0.10s，测量一般选用QRS最宽大的导联或V_3导联测量；②Q波：在有小q波的导联上其宽度<0.04s；③室壁激动时间（VAT），指心室肌从心内膜到心外膜除极所花时间，借以了解心室是否肥厚。右室壁激动时间V_1导联VAT：0.01~0.03s，左室壁激动时间V_5导联VAT：0.02~0.05s；④电压：R_{v1}<1.0mV，R_{v5}<2.5mV，S_{v1}<1.2mV，最深的<2.4mV，R_{v1}+S_{v5}<1.2mV，R_{v5}+S_{v1}<3.5mV（女）~4.0mV（男），R_{aVL}<1.2mV，R_{aVF}<2.0mV，R_{aVR}<0.5mV。

在有小q波的导联上（V_5，Ⅰ，Ⅱ，AVL，AVF等）q波电压不应超过1/4R波。

若3个标准导联每个导联上的R+S电压<0.5mV或三者的总和<1.5mV称为低电压。

（4）S-T段：代表心室肌细胞复极过程的第1，2相，由于此时电位变动速度慢及变动幅度小，基本上与心电图基线一致，正常不应偏高偏低太多。在以R波为主的胸导联上V_4~V_6S-T段，抬高≤0.1mV，V_1~V_3抬高<0.3mV。任何一个胸壁导联，S-T段压低不应>0.05mV。在肢体导联上，S-T段可能高出基线0.1mV，降低不应>0.05mV。

（5）T波：为心室的复极波。方向与主波方向一致。形态是上升肢长，下降肢短。在R波较高的导联上，T波不应低于R波的1/10。

（6）Q-T间期：从QRS波群的起始点量到T波的终点。最好选择一个T波较为高大、明显的导联来测量较为准确。Q-T间期的长短与心率有关，心率较快时Q-T间期越短，心率慢则反之。

（7）U波：与T波方向一致，高度<同导联T波的一半。

第二节　异常心电图波形

一、心房肥大

心房壁甚薄，当腔内血容量增加或压力增大时，多表现为扩张而很少出现心房壁增厚。心电图表现在P波的形态，电压与时间的变化。窦房结位于右心房上腔静脉入口处侧壁的心内膜下，激动系自右心房传至左心房，故P波的前1/3主要来源于右心房；后1/3来自左心房；而中1/3为左右心房的重叠。

1. 左心房肥大　左心房扩大时P波终末部时间延长，从而使整个心房的除极时间，即P波时间相应延长，超过正常范围。导联Ⅰ，Ⅱ，aVL可显示P波增宽，且呈"M"形双峰。因P波终末部向后，使V_1，V_2导联P波出现正负双相（图2-4）。

左心房肥大的心电图特征：P波时间延长≥0.12s；P波形态呈双峰，峰间距离>0.04s；P_{v1}呈正负双向，负向波大于0.04s，深度>1mm；P_{tfV1}绝对值>0.04mm/s；P波宽度与P-R段比值超过1.6。

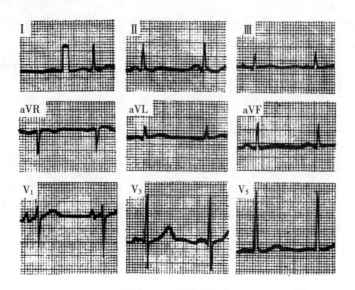

图 2-4 左心房肥大

Ⅰ，Ⅱ，Ⅲ，aVF，V_3，V_5 导联 P 波有明显切迹，宽为 0.12s，P_{v1} 正负双相

2. 右心房肥大　右心房扩大时，除极时间虽较正常有所延长，但仍不致延长至左心房除极结束之后，整个心房除极时间不超过正常时。但 P 波电压增高表现为 P 波高耸（图 2-5）。

右心房肥大心电图特征为：P 波时间正常；$P_{Ⅱ、Ⅲ、aVF}$ 电压高达 0.25mV 以上，P_{v2} 高达 0.15mV 以上；P 波形态高尖。

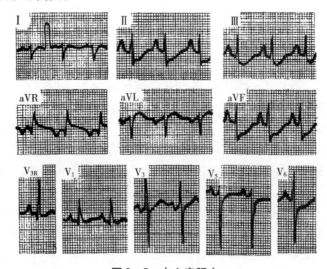

图 2-5 右心房肥大

$P_{Ⅱ、Ⅲ、aVF、V6}$ 均高耸，宽为 0.08s，电压 0.4mV

二、心室肥厚

左心室或右心室的心肌肥厚时，常不累及心脏的传导系统。左心室或右心室肥厚达到一定程度往往在心电图上可出现明显的特征，尤以胸导联的改变意义更大。由于一侧心室肌肥

厚，必然会影响心脏除极的方向及大小，激动从心内膜传到心外膜所花费的时间要相应的延长。心室肌肥厚可引起复极过程的"继发性"改变。心肌肥厚达到一定程度时，心室肌纤维间微血管数并不随之增加，造成相对性心肌缺血，纤维化等组织学改变，复极过程不但有"继发性"改变，而且也多伴有原发性改变。心室肌除极及复极过程的变化，使心室除极复极时的心电综合向量产生相应的改变，因而在不同导联的心电图中可以看出 QRS 波群及 ST－T的异常表现。根据这些表现的特点，往往能比较正确地判断出是否存在左心室或右心室肥厚，是否有心肌劳损。

1. 左心室肥厚　左心室肥厚时心室的除极顺序并不发生明显的变化，而仅由于左心室肥厚和扩张，左心室壁的除极面增大，其自内膜向外膜下层心肌除极时间也将因室壁的肥厚而有所延长。在正常情况下，左心室比右心室厚。当左心室肥厚时，心室除极顺序并未发生变化，故各导联上 QRS 波群的形态多无大变化，只是心室除极心电向量更加偏左。反映左心室心电图的导联 R 波高大及左心室壁激动时间超过 0.05s（图 2－6）。

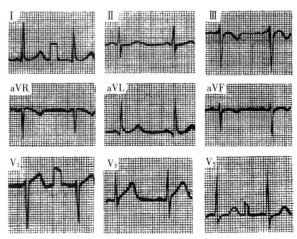

图 2－6　左心室肥厚

轴心偏左（-30°），QRS 间期 0.07s。V_1 呈 rS 波，V_5 呈 Rs 波，$R_{V5} = 4.6mV$（V_5 的定标 1mV 为 5mm），$R_{v5} + S_{v1} = 6.8mV$。$R_{aVL} = 1.4mV$。ST_{v5} 稍压低，T 波直立

左心室肥厚的心电图特征：$R_{v5 \sim v6}$ 电压 > 2.5mV；$R_{v5} + S_{v1}$ 电压 > 3.5mV（女）或 4.0mV（男）；R_{aVL} 电压 > 1.2mV 或 R_{aVF} 电压 > 2.0mV；$R_I + S_{II}$ 电压 > 2.5mV；电轴左偏；VAT v_5 > 0.05s，QRS 时间可达 0.10 ~ 0.11s；反映左心室图形的导联（如 I，aVL，V_5 等）可有S－T段压低，T 波低平、双向及倒置等变化。

在心电图诊断中，QRS 波群电压增高是左心室肥厚的一个重要特征。但左室电压增高亦可见于正常儿童及胸壁较薄的青年人，故诊断左心室肥厚时须结合病史。

2. 右心室肥厚　右心室壁原来就比左心室壁薄（厚度只有左心室壁的1/3），当右心室肥厚时，它与左心室原有厚薄度的差距缩小，左心室壁的除极电势依然占优势。只有当右心室壁肥厚相当明显时，才能使心室除极的综合向量的方向以及 QRS 波群的形态发生相应的改变（图 2－7）。

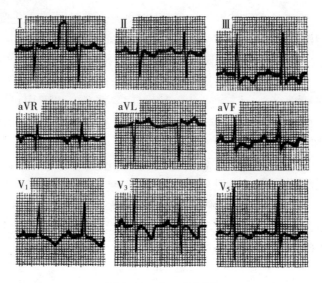

图 2 - 7　右心室肥厚

V_1 呈 R 波，$R_{v1} = 1.4mV$。$R_{v1} + S_{v5} = 2.3mV$。$R_{aVR} = 0.5mV$。
$ST_{III、aVF、v5}$ 压低，并继以倒置的 T 波。提示右室肥厚及心肌劳损，
并有一度房室传导阻滞

　　右心室肥厚心电图特征：右心导联 R 波增高 S 波变浅，R_{v1} 电压 > 1.0mV，R/S > 1；$R_{v1} + S_{v5}$ 电压 > 1.2mV，R_{aVR} 电压 > 0.5mV；VAT_{v1} > 0.03s；电轴右偏；反映右心室图形的导联可有 S - T 段下降及 T 波倒置等变化。

　　心电图对右心室肥厚的诊断并不敏感，需待心室肥厚达相当程度时，心电图才能发生变化。V_1 呈 qR 或 rsR′波，以及 V_1 至 V_5 R/S 比例的变化，R_{aVR} 的电压升高及心电轴的明显右偏均可认为是诊断右心室肥厚的可靠指标。其他的如 V_1 室壁激动时间延长，ST - T 等改变，在诊断上往往仅有参考价值。

　　3. 双侧心室肥厚　当心脏的左、右心室同时肥厚时，由于双方向量抵消的作用，心电图上可无特殊改变或仅反映占优势的一侧改变。可同时表现左心室与右心室肥厚的特征心电图变化极少见。由于左心室壁比右心室壁厚，因此双侧心室肥厚仅显示单纯左心室肥厚较右心室肥厚为多。这种类型的心电图图形改变较为多见（图 2 - 8）。

　　心电图上出现右心室肥厚图形特征，同时伴有下列一项或多项改变：①电轴左偏；②R_{v5} 电压异常增高；③$R_{v5} + S_{v1}$ > 4.0mV。

　　心电图上有左心室肥厚的明显表现，同时又伴有以下一项或多项改变：①显著电轴右偏；②显著顺钟向转位；③V_{12} 导联 R/S > 1，R_{aVR} > 0.5mV 且 R 波 > Q 波；④V_1 的室壁激动时间 > 0.03s。

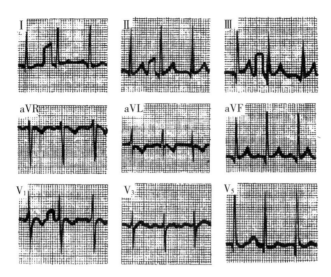

图 2-8　左右心室肥厚

V_1 呈 RS 波，R_{v1} = 3.3mV。V_5 呈 qR 波，R_{v5} = 7.7mV，R_{aVF} = 2.2mV，$R_I + R_{III}$ = 5.8mV。故为左右心室肥厚同时存在。T_I 低平，T_{aVF}、V_1 倒置，T_{v5} 负正双相，尚伴有心肌劳损

三、束支传导阻滞

在房室束支或束支以下的传导组织中，激动不能正常传导，使心室除极程序改变，统称为心室内传导阻滞，其中以束支传导阻滞为常见。根据束支传导受损部位的不同，又可分为左束支、右束支，双侧束支，左前分支，左后分支及小束支传导阻滞等。正常情况下，左、右束支应同时开始激动两侧心室。如一侧传导时间较对侧延迟 0.04～0.05s 以上，延迟侧心肌且由对侧激动通过室间隔心肌来兴奋，产生宽大的并有挫折的 QRS 波群。QRS 波群时限在 0.11～0.12s 者，心电图诊断为"不完全性束支传导阻滞"；时限超过 0.12s 者，心电图诊断为"完全性束支传导阻滞"。由于束支传导阻滞时，心脏除极途径发生改变，复极顺序亦随之变化，故有继发性的 ST-T 改变。束支传导阻滞不引起自觉症状，除心音分裂外亦无特殊体征，往往借助心电图表现确诊。

1. 左束支传导阻滞　由于左侧束支传导障碍而右侧束支传导正常，室间隔的激动顺序发生改变，除极的方向与正常人相反，室间隔的除极开始于右侧下部穿过室间隔自右前向左后方进行。心室的激动只能沿右束支下传，使室间隔右侧及其近邻的右室壁先除极。随后激动通过室间隔肌在左心室壁内缓慢传导，因而整个心室的除极过程明显延长。

QRS 波群形态的特征最具有临床意义。在胸前导联中改变最为明显，V_1、V_2 导联呈现一宽大而深的 QS 或 rS 波（R 波极小）。由于除极的方向是由右向左，因而 V_5 导联不会产生 q 波，而形成宽大粗钝的 R 波，复极由右心室开始，所以 V_5 导联上 ST 段压低与 T 波倒置。

完全性左束支传导阻滞的心电图特征：QRS 波群时间延长在 0.12s 以上，V_5、V_6 导联呈宽钝 R 波，无 q 波，ST 段下移，T 波倒置；V_1、V_2 导联呈 QS 或 rS 波形，ST 段抬高，T 波直立；其他导联上有相应改变，如 I、aVL 的 R 波宽大有切迹（图 2-9）。

2. 左束支分支传导阻滞 左房室束支分为左前分支和左后分支。前分支展开的传导纤维网分布于左心室间隔上部及前壁、侧壁，除极综合向量偏向左上方，后分支展开的传导纤维网分布于室间隔后下部及后壁、下壁，除极综合向量偏向右下方。两组传导纤维网互相吻合，两分支同时传导产生的综合向量指向左下方。若其中一个分支发生传导阻滞而另一分支正常，则将出现心电轴的偏移（图 2 - 10）。

（1）左前分支传导阻滞：当左前分支传导阻滞时，左心室开始除极后激动首先沿左后分支向右下方使室间隔后下部及膈面除极，然后通过浦氏纤维向左上以激动心室前侧壁。

左前分支传导阻滞的心电图特征：电轴左偏常在 -60°以上；QRS 波群：aVL，I 呈 qR 型，q 波不超过 0.02s，aVF，II，III 呈 rS；QRS 时间正常或稍长，一般不超过 0.11s（图 2 - 11）。

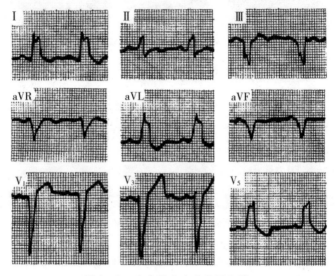

图 2 - 9 完全性左束支传导阻滞

各导联 QRS 波宽大畸形，时限 0.16s。V_1 呈 QS 波；I，aVL，V_5 呈 R 波；$R_{I,aVL,V5}$ 有切迹，呈 M 型。$ST_{I,aVL,V5}$ 下降并继以倒置的 T 波，$ST_{V1,V2}$ 抬高及 T 波直立

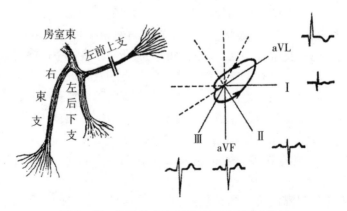

图 2 - 10 左前分支传导阻滞图形的形成机制

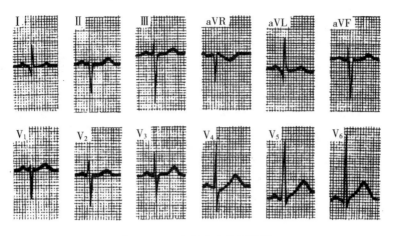

图 2 - 11　左前分支传导阻滞

轴心偏左偏（-64°），QRS 时限 0.08s。Ⅱ，Ⅲ，aVF 呈 rS 波，
Ⅰ，aVL 呈 qR 波，此 q 波虽深（>1/4R），但不宽（<0.04s）。
胸导联 QRS 波及 ST - T 波无明显异常

（2）左后分支传导阻滞：在左后分支传导阻滞时，左室除极开始后，激动先沿左前分支进行，室间隔前上、前壁先除极，随后室间隔后下部、膈面、后壁除极（图 2 - 12）。

左后分支传导阻滞的心电图特征：电轴右偏约 120°；QRS 波群：aVL，Ⅰ呈 rS 型，aVF，Ⅱ，Ⅲ呈 qR 型；QRS 时间正常或不超过 0.11s；胸前导联一般无变化（图 2 - 13）。

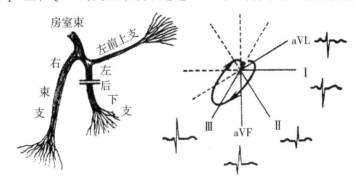

图 2 - 12　左后分支传导阻滞图形的形成机制

3. **右束支传导阻滞**　右束支传导阻滞在常规心电图检查中远较左束支传导阻滞多见。当右束支发生完全性传导阻滞时，心室的激动完全靠左束支下传。因此室间隔的除极并无明显改变，其综合向量与正常者一样。右心室的除极却发生了显著的延缓，这是激动不能沿右束支下传，而依靠激动自左心室通过心肌缓慢地传导。最初的自左向右除极可在 V₁ 形成小 r 波，左心室的正常除极 V₁ 形成 S 波，自左向右的缓慢传导故 V₁ 形成 R′波。由于心室除极顺序的改变，相应产生继发性 ST - T 改变。

完全性右束支传导阻滞的心电图特征：V₁ 呈 rSR′型，ST 段下降，T 波倒置；V₅ 呈 qRS 型，S 波增宽，ST - T 改变与 V₁ 相反；QRS 波时限在 0.12s 以上（图 2 - 14）。

不完全右束支传导阻滞图形改变与完全性相似，仅 QRS 波时限 <0.12s。

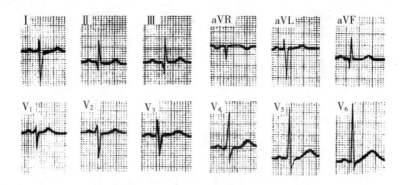

图 2 - 13　左后分支传导阻滞

QRS 时限 0.08s。轴心偏右（168°）。Ⅰ，aVL 呈 rS 波，Ⅱ，
Ⅲ，aVF 呈 qR 波。胸导联 QRS 波及 ST - T 无明显变化

4. 双束支传导阻滞　双束支传导阻滞是指双侧束支传导阻滞、右束支加左前分支传导阻滞或右束支加左后分支传导阻滞。左束支、右束支同时发生传导阻滞。如完全性者，则来自心房的激动不能下传，呈三度房室传导阻滞图形。右束支传导阻滞伴左前分支阻滞，心电图表现为右束支传导阻滞的特征及电轴左偏。右束支传导阻滞伴左后分支阻滞，心电图表现为右束支传导阻滞的特征及电轴右偏。

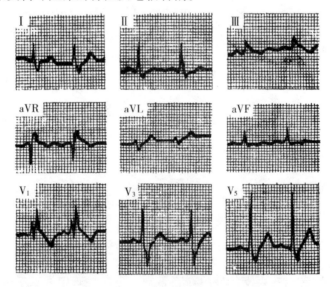

图 2 - 14　完全性右束支传导阻滞

电轴正常，QRS 时限 0.12s。V_1 呈 rSR' 波，呈 M 型，$S_{Ⅰ、Ⅱ、v3、v5}$ 均较宽而且粗钝，R_{aVF} 钝挫。V_1 导联 ST 段下垂，T 波倒置，为继发性 ST - T 改变

四、慢性冠状动脉供血不足

慢性冠状动脉供血不足的患者在安静休息状态下，约 2/3 患者的心电图呈现某些异常改变。部分原因是冠状动脉供血不足引起缺血，部分因心肌长期缺血使心肌或心脏传导系统发生退行性改变。

慢性冠状动脉供血不足主要是冠状动脉狭窄引起的心内膜下心肌的损伤型改变，及其支配区域心肌的缺血型改变，因而在某些导联记录出 ST 段轻度压低及 T 波倒置。

慢性冠状动脉供血不足的心电图特征：ST 段呈水平形或下斜形压低；T 波低平或倒置；各种传导障碍及异位心律；可有 QRS 低电压（图 2 - 15）。

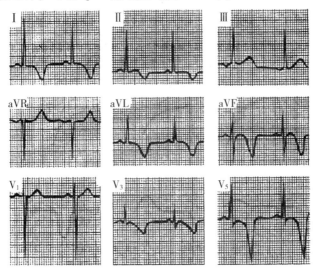

图 2 - 15 冠状动脉供血不足

V_1 呈 rS 波，V_5 呈 Rs 波，ST_{V_5} 呈弓形降低，T I，Ⅱ，aVF，

V_5 均呈对称性倒置，TV_5 深达 1.6mV，为冠状 T 波

五、急性心肌梗死

急性心肌梗死是冠状动脉供血突然中断所引起的供血区心肌细胞损伤和坏死。心电图对本病的诊断有极大价值。临床上多数患者出现明显的梗死症状，但不容忽视的是一部分患者症状并不典型，甚至呈"无痛性"心肌梗死。即使有典型的症状，也难以鉴别不稳定型心绞痛、急性心包炎等。及时地进行心电图检查，可确诊急性心肌梗死并推测心肌梗死的病程及其发展情况。

1. 急性心肌梗死基本心电图改变　冠状动脉突然阻塞后，其供血区域发生缺血。血管阻塞区的心肌供血完全断绝，引起缺血性坏死。一块心肌梗死后，其中央部分渐趋坏死，全部近中心的周围心肌严重损伤，外围区域则处于缺血状态，因而在心电图上产生坏死型、损伤型和缺血型三类图形。

（1）坏死型变化：坏死心肌已无活动，既不能极化，也不能除极、复极，不能再产生心电向量。而其他部分心肌照常除极，因而置于坏死心肌表面的电极是记录其余健康心肌的除极向量。健康心肌的除极向量与坏死区域背道而驰。所以对着坏死区的探查电极上出现向下的波，即宽深的 Q 或 QS 波。

（2）损伤型变化：当心肌因严重缺血而造成损伤时，在心电图上显示 ST 段移位，在不同导联上可表现为 ST 段上抬或下移，且呈单向曲线特征性变化。如探查电极面对损伤区，则 ST 段呈穹隆形抬高，电极背向损伤区，ST 段明显降低。

（3）缺血型变化：心肌缺血对心肌所造成的损害较心肌坏死或心肌损伤为轻，不影响心肌的除极作用,故不引起 QRS 波群的改变。缺血的心肌首先表现为复极时间的延长,在全部心肌的复极过程中,缺血部位的心肌复极时间延后,对着外周缺血区域的探查电极上出现缺血型心电图,表现为 T 波倒置。这是因为处于缺血状态的心肌虽然保持正常除极功能,但复极程度已受影响所致。

2. 急性心肌梗死的定性诊断 由于急性心肌梗死有一个发生发展的演变过程。按照临床病理演变,心肌梗死分为急性期、亚急性期和恢复期,相应地在心电图上亦有不同的表现。

(1)急性心肌梗死:ST 段显著移位为主要特点,面对损伤区的导联 ST 段呈穹隆形抬高,与 T 波融合,形成单向曲线,背向损伤区的导联,则呈相反的变化。此时亦可能出现大 Q 波及 T 波倒置(图 2 - 16)。异常 Q 波何时出现视中心区组织坏死的发展速度而定。

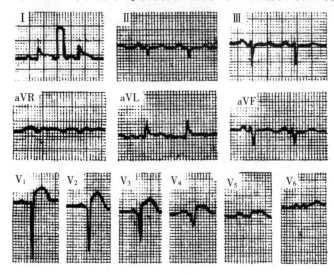

图 2 - 16 急性前壁心肌梗死

V_1 呈 rS 波,$V_1 \sim V_5$ 呈 QS 波,V_6 呈 qr 波。ST I,aVL,$V_1 \sim V_5$ 呈穹隆形单向曲线。是急性心肌梗死早期心电图改变。I,aVF 呈 qR 波,III、aVF 呈 rS 波,电轴左偏,符合左前分支传导阻滞

(2)亚急性心肌梗死:梗死数天后,如病情好转,已坏死的心肌无法修复,故 Q 波仍然存在。在损伤区由于细胞膜的修复,细胞膜漏电现象减轻,ST 段移位程度亦趋向好转。因冠状动脉供血不足的病变仍然存在,T 波更趋于倒置,此为恢复期心电图改变,心电学称为心肌梗死反应期。

(3)陈旧性心肌梗死:病情进一步好转,损伤区心肌细胞完全修复,细胞膜不再漏电,故 ST 段恢复至等电位线,坏死区形成瘢痕后亦不能如正常心肌发生除极,故形成的 Q 波永久不变。亦有少数病例,在长期衍变过程 Q 波消失,这可能是坏死范围小,瘢痕组织收缩,被周围正常心肌所包围而使其淹没,相对远置的记录电极已记录不到 Q 波。ST - T 的改变视心肌缺血情况而出现不同程度的 ST 段压低及 T 波倒置。

3. 心肌梗死的定位诊断 可根据哪些导联上出现异常 Q 波或有 ST 段的移位来确定心肌梗死的部位。心肌梗死的定位诊断,是根据探查电极朝向梗死区时所反映的"心肌梗死基

本图形"来确定的。到目前为止，心电图在判断心肌梗死部位的各种方法中，仍不失为简便易行且较准确的临床诊断方法。

（1）前壁梗死：主要变化反映在 V_2 ~ V_5 导联上出现异常 Q 波和 ST 段抬高，以后 T 波可倒置。梗死对侧面的 Ⅱ，Ⅲ，aVF 导联呈相反的变化（图 2 - 16）。

（2）前间壁梗死：在 V_1 ~ V_3 导联上表现为 ST 段抬高和 Q 波形。肢体导联常无变化（图 2 - 17）。

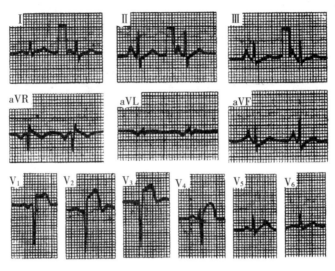

图 2 - 17 急性前间壁心肌梗死

V_1 ~ V_3 呈 QS 波，ST 段呈明显穹隆形抬高。V_4 呈 rS 波，ST 段亦略抬高。V_5，V_6 呈 Rs 波

（3）前侧壁梗死：主要表现为 V_4 ~ V_6 出现 ST 段抬高和坏死型 Q 波，Q > 1/4R，宽度 > 0.04s，与此相对应的是 V_1 ~ V_2 导联中，R 波较前明显增高，增宽。在 Ⅰ 及 aVL 导联中常可出现坏死型 Q 波（图 2 - 18）。

（4）下壁（隔面）梗死：主要反映在肢体导联 Ⅱ，Ⅲ，aVF，梗死对侧面的 Ⅰ 及 aVL 导联呈相反的变化（图 2 - 19）。

（5）正后壁（真后壁）梗死：在常规 12 个导联无异常 Q 波出现，由于左心室后部心肌梗死失去除极电势而只表现梗死的对侧右胸前导联 V_1 ~ V_2 的 R 波增大，并伴 ST 段压低及 T 波高尖，只有加作 V_7 ~ V_9 时方可见大 Q 波（图 2 - 20）。

心肌梗死的完整诊断，应包括定性和定位。先根据 ST 段移位程度确定其时期，然后以各个导联上的变化来判断其梗死的部位。

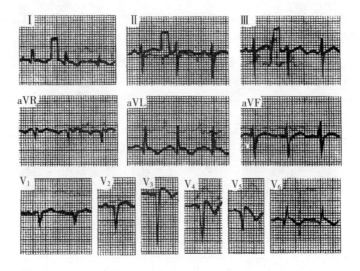

图 2 - 18　亚急性前侧壁心肌梗死

Ⅰ，aVL 呈 qR 波，Ⅱ，Ⅲ，aVF 呈 rS 波。V₁ 呈 rS 波，V₂ ~ V₅ 呈 QS 波，V₆ 呈 qR 波。ST Ⅰ，aVL，V₃ ~ V₆ 呈穹隆形抬高。T Ⅰ，avL，V₄ ~ V₆ 波倒置

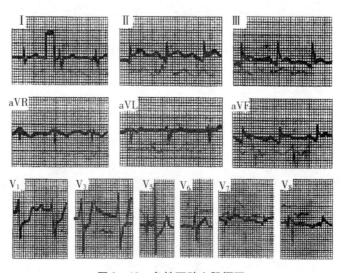

图 2 - 19　急性下壁心肌梗死

Ⅱ，Ⅲ，aVF，V₇，V₈ 导联有明显 Q 波，ST 段呈穹隆形抬高 0.2mV，且与 T 波相融合，ST V₁ ~ V₅ 显著压低

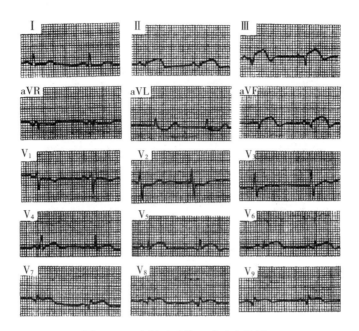

图 2-20 急性下壁伴正后壁心肌梗死

六、心肌炎

在临床上心肌炎往往是一个比较难以确定的诊断。心电图检查也只是在心肌病变已达到一定程度，影响了心脏的传导系统和心肌除极复极过程时，才能够在心电图上有所反应。说明心电图诊断心肌炎的价值是有限的，故心电图检查必须与临床其他资料结合起来才有意义。

心肌炎较为常见的心电图改变如下。

（1）传导阻滞：以 P-R 间期延长最为多见。少部分有不完全性或完全性房室传导阻滞，亦有出现左或右束支传导阻滞。

（2）ST 段与 T 波的改变：ST 段多属轻度压低，T 波平坦、双相或倒置亦是常见的心电图特征。ST-T 的改变多与病变的发展与缓解相平行，有助于疾病的动态观察和治疗效果评定。

（3）Q-T 间期的延长：Q-T 间期代表心室全部除极、复极的时间，理论上推断心肌发生炎症变化时势必影响心肌的复极过程，使 Q-T 时期延长。但实际情况并非所有心肌炎均有 Q-T 延长。

（4）各种异位节律：以期前收缩、心动过速、心房颤动或心房扑动较为常见。

这些心电图表现均为非特异性改变，须密切结合临床其他检查才能做出正确判断。

七、心包炎

各种病因所致的心包炎，其心电图特征都是相似的。心包炎症时，心外膜下浅层心肌纤维势必受累，从而产生损伤电流而发生 ST-T 的改变。另外由于心包内有液体渗出，使心肌产生的电流发生"短路"，而常有低电压的改变（图 2-21，图 2-22）。

心包炎的心电图特征：除 aVR 导联外，ST 段呈广泛的弓背向下抬高；T 波早期直立，以后可平坦或倒置；QRS 波普遍呈电压过低，有时出现电交替；可有窦性心动过速。

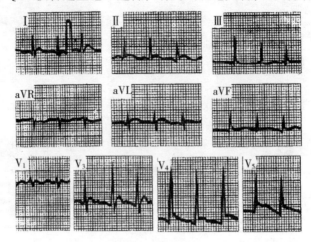

图 2－21　急性心包炎

V_1 呈 rS 波，V_5 呈 qR 波。除 $ST_{aVR、V1}$ 外，各导联 ST 段均抬高，
且与 T 波融合，尤以 $V_3 \sim V_5$ 最为明显

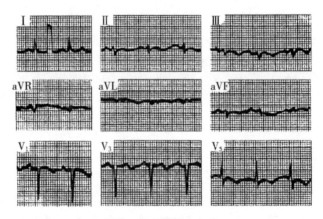

图 2－22　慢性心包炎

肢体导联低电压。ST 段 aVR 导联稍抬高，TaVR 波直立，
$T_{I、aVL、v1、v5}$ 波均倒置

　　在临床心电图中，ST 段的抬高对诊断急性心包炎有很大帮助。而慢性心包炎的心电图中往往只能看到后 3 项特征。

第三节　血管内超声检查技术及其应用

　　血管内超声显像技术（intravascular ultrasound imaging，IVUS）是将微型化的超声换能器通过导管技术置入血管腔内，再经电子成像系统显示心血管横断面的形态。因此，IVUS 可提供血管的横截面图像，从而不仅可观察管腔的形态，还可以观察管壁的结构，直接显像位于管壁上的病变。自从 20 世纪 80 年代末该技术问世以来，随着设备及处理软件的不断发展，IVUS 目前已在临床上得到广泛的应用，尤其在冠状动脉疾病的介入诊断和治疗中成为重要的辅助手段。

IVUS 系统除了提供传统的黑白的二维灰阶图像外，新型的 IVUS 成像技术包括：进行实时的三维重建；根据组织的频谱射频信号分析建立的虚拟组织学成像（virtual histology IVUS，VH – IVUS），可提供血管壁的彩色图像，不同的颜色各自代表不同类型的病变，从而可以对不同性质的病变进行定量。

由 IVUS 技术发展而来的新技术还包括血管弹力图（elastography）、造影剂血管内超声显像及分子显像技术等。除了超声技术外，可用于冠状动脉腔内显像的技术还包括血管内镜（angioscopy）、光学相干断层扫描（optical coherence tomography，OCT）等。

一、血管内超声显像的成像原理和仪器

IVUS 导管顶端带有压电晶体超声换能器，换能器发射超声脉冲，并接受来自组织的反射信号，传递到图像处理系统。由于组织的性质不同，对超声的吸收和反射不同，不同组织之间存在声学的界面，因此可以根据接收到的超声信号的强弱以不同灰阶的形式在显示屏上显示图像，并据此判断病变的性质。单一的换能器发出的超声呈扇形，因此需要多个环形排列的换能器才能进行 360° 的图像成像。另一种方法是旋转换能器或旋转导管顶端有折射超声波的镜子。

IVUS 仪器的组成部分包括超声导管和图像处理系统。根据设计的不同，IVUS 导管分为两种主要类型：机械旋转型和相控阵型，前者又分为换能器旋转型和反射镜旋转型，两种 IVUS 导管的图像质量无显著差异。在机械旋转型中目前最常用的为换能器旋转型，该型导管轴心顶端安置微型超声换能器，末端与驱动器连接，其外面包围有保护鞘管，工作时驱动器带动换能器以一定的速度（通常为 1 800 转/分）在保护鞘内 360° 旋转，可以每秒 33 帧的速度成像。保护鞘顶端 1cm 左右为单轨，供超声导管沿导引钢丝送往靶血管。目前应用的机械旋转型超声仪器主要为美国波士顿科学公司（Boston Scientific）的 Galaxy2 系统和 iLAB 系统，超声导管的频率为 40MHz。

目前所用的相控阵型导管顶端环行安置有 64 个换能器，没有旋转部分，因此导管前端的单轨较长，导引钢丝的轨道作用较好，导管的推送能力较好，不会产生旋转伪像，无须排气，也不会产生导引钢丝伪像，这一点在 IVUS 指引下慢性完全闭塞病变的介入治疗中具有重要作用。目前该型导管由美国 VALCANO 公司生产，比较新型的为 S5 系统和 Eagle Eye-Gold 导管（20MHz）。

IVUS 导管的直径多为 2.6 ~ 3.5F（0.96 ~ 1.17mm），可适用于冠状动脉和周围血管的成像需要。用于冠状动脉介入治疗中的 IVUS 导管直径较细，多为 2.6 ~ 3.2F。一般来说，换能器发放的超声频率越高，其分辨力越高，但穿透力就降低，成像范围就较小。用于冠状动脉成像的超声探头频率较高（20 ~ 40MHz），适合于近距离成像，轴向和侧向的分辨率分别为 800 ~ 100μm 和 200 ~ 250μm。用于周围血管的超声导管频率多为 91MHz，成像范围适应大血管。

超声导管的换能器接收到反射回的超声信号后，传入图像处理系统，经处理后在荧光屏上实时显示所显像结构的图像。超声换能器的回撤方式有手动和自动两种，只有采用经马达控制的自动回撤系统，以一定的速度匀速回撤导管以采集系列的图像，才能进行图像的实时三维重建，因此建议尽量采用自动回撤的方法，回撤的速度可分为 0.5mm/s 或 1.0mm/s，

前者更为常用。

目前大多数的 IVUS 图像处理系统提供的是黑白图像，不同回声的组织以不同灰阶表示，可根据回声强弱不同判断病变的性质。VALCANO 公司开发的 VH - IVUS 采用新的后处理技术，利用反向散射的超声射频信号，通过功率频谱的处理进行比较分析，对不同性质的斑块标注成不同的颜色（伪彩），把原来的黑白图像以不同的彩色显示，可直观地显示不同性质成分在病变中的构成和分布，并可进行定量分析，包括整个病变分析和不同性质的成分在病变中占的百分比。Boston Scientific 的 iMAP - IVUS 技术有类似的功能。

二、IVUS 的操作方法及注意事项

将 IVUS 导管送入靶血管的操作过程与介入器械如球囊或支架送入过程相同。将 IVUS 导管沿导引钢丝送到需要进行检查的病变部位远端，采用从靶血管病变远端向近端以一定的速度连续回撤 IVUS 导管的方法进行显像，然后对感兴趣的部位进行重点检查。机械旋转型导管在送入冠状动脉之前需要在保护鞘内注射生理盐水以排出空气，一定要避免在冠状动脉内进行相关操作；相控型导管需要在送入冠状动脉前去除导管周围的环晕伪像，一般在将导管送出指引导管中的主动脉根部，尚未进入冠状动脉内时去除伪像的效果最好。

机械旋转型 IVUS 导管头部有两个不透 X 线的标记，其中远端的标记为外保护鞘的头端标记，提示导管在血管内的位置，近端的标记才是超声探头所在的位置，该型导管回撤时只需回撤连接换能器的导管而保留外鞘于原来的位置，再次检查时也只需将换能器导管往前送即可，可减少因导管反复进出而对冠状动脉可能造成的损害。相控阵型 IVUS 导管头端只有一个不透 X 线的标记，即为换能器所在位置，无外鞘，因而无须排出空气，检查时需要回撤整个导管，需要注意固定导引钢丝的位置以避免导引钢丝随 IVUS 导管同时回撤。

由于 IVUS 导管本身有一定的直径，在冠状动脉狭窄病变严重时会明显加重或诱发心肌缺血，在检查时需要注意监测患者的病情，包括压力、心电图和症状等，尤其在左主干或开口部位严重病变时需要控制检查时间，防止冠状动脉堵塞造成严重缺血而导致的不良后果。回撤导管过程中 Y 止血阀不宜旋得过紧，需要注意保持导引钢丝位置的固定，尤其在回撤相控阵型 IVUS 导管时。在进行 IVUS 检查应常规冠状动脉内注射硝酸甘油，可减少导管刺激可能诱发的血管痉挛，另外加用 3 000IU 肝素可预防血栓形成。

三、IVUS 图像的定性和定量分析

正常冠状动脉由圆形的管腔和环绕管腔、具有不同回声特性的层状结构的管壁组成，若采用低频的超声换能器（20MHz），正常的管腔低回声或无回声，随着探头频率的增高（30MHz），血液开始表现为弱而无特定结构的回声，能随血流移动和蠕动。血液的回声有助于识别管壁和管腔之间沟通的存在而有利于图像的判断，从而帮助确定识别夹层分离。冠状动脉管壁由具有不同回声特性的层状结构组成，大约50%的正常冠状动脉表现为单层结构，但有时可表现为3层结构（图2-23），由不同的声学界面形成，并非解剖学上的内膜、中膜和外膜：①内层代表内膜和内弹力膜，此层与中层和管腔比，相对回声较强；②中层为中间无回声层，代表中膜；③外层有特征性的"洋葱皮"样表现，代表外膜和外膜周围的组织，在 IVUS 图像上，外膜和血管周围组织之间没有明确的界限。冠状动脉粥样硬化病变在 IVUS 上的表现为管壁上不同程度的斑块形成，内膜和内膜下组织明显增厚，占据部分管

腔。IVUS 可以评价粥样硬化病变的分布范围、严重程度和病变的组成部分。

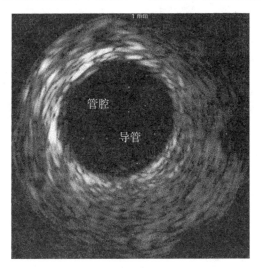

图 2 - 23　正常冠状动脉的血管内超声图像

管腔呈圆形，无回声。图中从 3 点至 7 点部位，管腔呈现"三层结构"，其余部分为单层结构

（一）IVUS 图像的定性分析

　　IVUS 图像根据所显像组织的回声特性进行定性判断。回声的特性与纤维组织的含量有关，纤维组织含量越多，斑块的回声越强，钙化病变的回声最强。IVUS 对病变组织特性的确定和病理检查结果有良好的相关性，其中对钙化病变判断的敏感性和特异性均很高，但 IVUS 检测血栓性病变的敏感性较低，不如血管内镜。

　　IVUS 图像上通常将斑块内的回声与血管周围代表外膜或外膜周围组织的回声比较来确定斑块的"软硬"程度（图 2 - 24）。"软"斑块指斑块的回声较其周围的外膜组织要低，代表斑块内脂质含量较多，然而破裂的斑块内容物溢出后留下的空腔、斑块内出血、壁内血肿或斑块上的血栓或坏死带等也可表现为低回声，应结合临床情况进行判断。"纤维化"斑块的回声强度中等，回声密度介于软斑块和钙化斑块之间，而与外膜及外膜周围组织的回声相似。"钙化"病变回声最强，并伴有下方的声影，钙化组织所引起的声影往往影响其下方结构的显影和定量测定的准确性。有些致密的纤维组织后方也可存在明显的回声衰减。钙化病变可分表浅和深部钙化。纤维性斑块和钙化斑块一般均称为硬斑块。混合性斑块指的是斑块含有一种以上回声特性的组织，也有将其描述为纤维钙化斑块或纤维脂质斑块。血栓性病变在 IVUS 上常表现为管腔内的团块，可表现为分层、分叶，通常回声较弱而不均匀，有斑点状或闪烁状回声，血栓组织与原有的斑块组织可呈分层现象，两者的回声密度可有明显的差异。VH - IVUS 采用 4 种颜色代表 4 种不同性质的病变：深绿色代表纤维性病变；浅绿色代表纤维 - 脂质性病变；白色代表钙化性病变；红色代表坏死组织。与病理研究比较，有良好的相关性。VH - IVUS 在帮助识别不同性质的病变方面更直接，且可定量，尤其在不稳定性斑块的识别和研究中有特殊的应用价值。

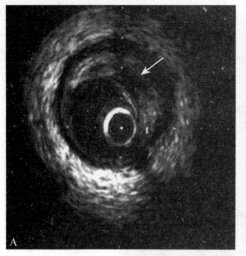
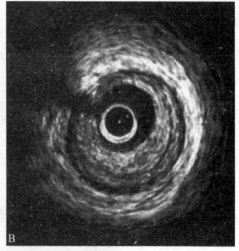
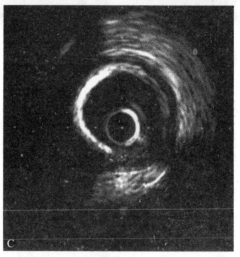

图2-24 不同类型的斑块的血管内超声图像

A. 软斑块,白色箭头部位为低回声区,回声密度低于外膜及周围组织;B. 纤维性斑块,回声密度和外膜及周围组织相似;C. 钙化斑块,从6点到12点强回声伴有后方的声影,钙化病变后方血管壁无法显示

根据斑块在管壁上的分布,IVUS 图像上将病变分为偏心性和向心性,如斑块最厚部分的厚度超过最薄部分的2倍,或存在无斑块的管壁,则视为偏心性斑块,否则就为向心性斑块(图2-25)。

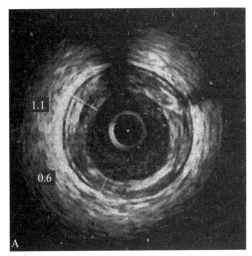
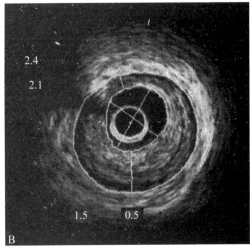

图 2 - 25　向心性纤维斑块（A）和偏心性纤维斑块（B）的血管内超声图像

（二）IVUS 图像的定量分析

IVUS 图像上有两个非常清晰的声学界面，一是内膜和管腔之间，另一为中层和外膜之间，代表外弹力膜（EEM），这两个分界线是测量时的主要参考。IVUS 上将内膜表面所包含的面积定义为管腔面积（LCSA），而外弹力膜内包含的面积（EEM CSA）定义为血管面积。EEM CSA 和 LCSA 计算得到的面积（斑块＋中膜）替代斑块面积，由于中膜面积在其中占的比例很小，因此对实际斑块面积的测定值影响很小。最小和最大管腔直径分别指经管腔中心测定的直径的最小值和最大值，同样方法测定最小和最大血管直径（以 EEM 为界）。常用的指标和计算公式包括：

斑块与中膜面积 = EEM CSA - LCSA

管腔面积狭窄率（%）=（参照节段 CSA - 最小 LCSA）/参照节段 CSA×100%

斑块负荷（plaque burden,%）= 斑块与中膜面积/EEM CSA×100%

斑块负荷与管腔的面积狭窄率有所不同，前者指同一截面上斑块在血管面积（EEM CSA）中占的比例，而后者指与参照节段比较得出的管腔狭窄程度，当病变部位发生明显的正性重构（即血管发生代偿性扩张）时，通过 IVUS 测定得到的斑块负荷要大于面积狭窄率。评价血管重构的 IVUS 参数为重构指数（remodeling index，RI），RI 的定义为病变处 EEM CSA 与参照血管平均面积之比。一般将病变处近端和远端 10mm 内最接近正常的部位（管腔面积最大处）作为近端和远端参照血管，病变处和参照血管之间无大的血管分支汇入，参照血管平均面积为近端参照血管 EEM CSA 和远端参照血管 EEM CSA 之和的平均数。RI >1 为正性重构，RI <1 为负性重构。

对钙化病变可依据钙化组织在周长上占的向限进行半定量测定。钙化分度：0 度为无钙化；Ⅰ度为 1°～90°范围；Ⅱ度为 91°～180°范围；Ⅲ度为 181°～270°范围；Ⅳ度为 271°～360°范围（图 2 - 26）。

（三）IVUS 图像的伪像

常见的伪像包括：①环晕伪像；②导丝伪像（仅见于机械旋转型导管）；③不均匀旋转

伪像（NURD）；④血液回声伪像；⑤图像的几何扭曲。进行实时三维重建时，往往将弯曲的血管重建成直的血管。伪像的出现对病变性质的判断和测量均会产生影响，在进行图像分析时需注意。

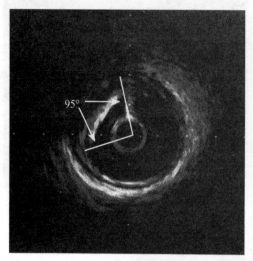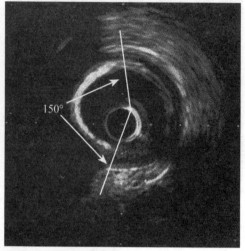

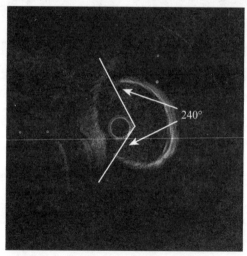

图 2-26　不同程度钙化病变的测定

四、IVUS 的临床应用

（一）诊断方面的应用

IVUS 图像可提供精确的定性和定量诊断。

1. 早期病变的检出　由于大部分冠状动脉血管在粥样硬化病变形成早期出现代偿性扩张（即正性重构）以代偿管腔的丢失，因此在病变早期管腔可无明显狭窄，冠状动脉造影检出早期病变的能力有限，而 IVUS 能在看似正常的部位检出早期的内膜增厚和斑块形成。对无症状的患者中 IVUS 所检测到的早期斑块的临床意义还不清楚，即这些病变是否影响患者的预后以及积极的药物治疗对这些病变转归的影响还缺乏大规模临床研究的资料，但至少提示对存在动脉粥样硬化危险因素的患者应该积极干预其危险因素并服用他汀类药物以预防病变的进展。当造影结果不能解释临床症状时，如造影无明显狭窄的急性冠状动脉综合征等，应对临床怀疑的罪犯血管进行 IVUS 检查，常能识别发病原因，避免误诊和漏诊。IVUS 也可用于鉴别血管的痉挛和斑块，尤其对造影显像不满意的部位如血管的开口处等。病变的偏心性和正性重构是导致造影无法识别或低估病变狭窄程度的主要原因。

2. 临界病变的判断　IVUS 可阐明造影上所见之临界性病变的性质和狭窄程度，为临床治疗决策的制订提供重要的参考。对左主干病变而言，一般认为最小管腔面积界限值为 $6.0mm^2$，最小管腔直径的界限值为 3.0mm，而其他主要分支近段血管的最小管腔面积界限值为 $4.0mm^2$，通常认为如果病变部位的 IVUS 测量值小于上述界限值，则进行血运重建干预是合理的。然而，最近一项研究纳入了 201 名冠心病患者，在经皮冠状动脉介入治疗（percutaneous coronar arter intervention，PCI）术前进行了 IVUS 和血流储备分数（fractional flow reserve，FFR）检查。对于 FFR < 0.8 的病变，应用血管内超声测定 MLA，发现 IVUS 测得 $MLA < 2.4mm^2$ 可以很好预测 FFR < 0.8。FIRST 研究探讨了 IVUS 测量的 MLA 与 FFR < 0.80 的相关性。共有 350 例患者（367 处中度病变）接受 FFR、IVUS 和虚拟组织学 IVUS 检查。当采用参考血管直径（reference vessel diameter，RVD）分析时，IVUS 测定的 MLA 预测 FFR < 0.8 的准确度提高：对 RVD < 3.0mm，$MLA < 2.4mm^2$ 最佳；对 RVD 3.0 ~ 3.5mm，$MLA < 2.7mm^2$ 最佳；对 RVD > 3.5mm，$MLA < 3.6mm^2$ 最佳。对于左主干病变，$MLA < 6.0mm^2$ 与 FFR < 0.75 具有良好的相关性，但对亚裔人群，由于正常冠状动脉直径相对较小，研究发现 $MLA < 4.8mm^2$ 与 FFR < 0.8，$MLA < 4.1mm^2$ 与 FFR < 0.75 相关性更好。FFR 与斑块负荷相关，与其他斑块形态无关，在预测心肌缺血方面，IVUS 上 MLA 的最佳切点值取决于参考血管直径。

3. 不稳定性（易损性）斑块的检出　由于斑块发生破裂并引发严重的临床事件前其管腔的狭窄程度常并不严重，因此人们期待能有新的技术提高对易损性斑块的识别能力。一般认为病理上，易损性斑块的主要特征包括：①薄的纤维帽；②斑块内含有丰富的脂质；③巨噬细胞的含量丰富，代表病变内炎症反应过程。

斑块破裂的 IVUS 表现包括内膜的完整性遭到破坏，有时可见纤维帽破裂后留下的内膜斑片，斑块内容物溢出可在斑块内留下无回声的空腔，此空腔可被造影剂充填（图 2 - 27），也可表现为表面不规则的溃疡，可有不同程度的血栓形成，血栓往往和原有的斑块呈不同的结构，有分层现象。比较稳定型心绞痛和急性冠状动脉综合征（ACS）的靶病变的研究结果显示，IVUS 上判断易损性斑块的参考特征包括：斑块内脂核的面积 $> 1mm^2$，或脂核占斑块的面积比 > 20%，且斑块的纤维帽厚度 < 0.7mm。

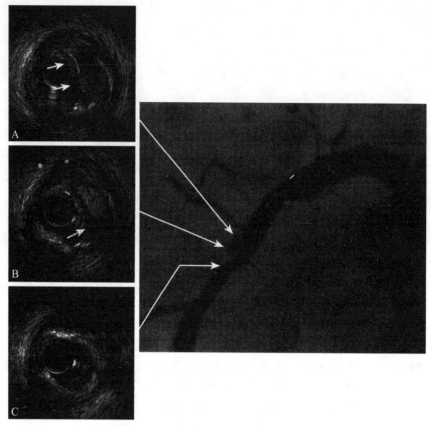

图 2 – 27　破裂斑块的血管内超声图像

A、B 可见纤维帽破裂后留下的内膜斑片（白色箭头处），斑块内容物溢出可在斑块
内留下无回声的空腔；C. 破裂远端钙化斑块

　　能直观显像病变性质的 VH – IVUS 在不稳定性病变的研究中有独特价值，病变中红色代表的坏死区域面积和病变的稳定性有一定的相关关系，VH – IVUS 研究中的不稳定性斑块一般包括破裂斑块和薄纤维帽纤维脂质斑块（thin cap fibroatheroma，TCFA），后者的定义为局限性且富含坏死核心（坏死核占斑块面积比≥10%），无明显的覆盖其上的纤维组织，且斑块负荷≥40%。目前技术的局限性包括有限的空间分辨率（100～250μm）；没有对血栓、血液或内膜增生进行分类；由于超声对显著钙化的病变穿透力差而存在的潜在错误。PROSPECT 研究显示，在中位时间 3.4 年的随访中，基线时存在 VH – IVUS 显示的 TCFA 病变者，主要不良心脏事件（MACE）的发生率显著增高，而病变同时具有 TCFA 且斑块负荷 >70% 及 MLA≤4.0mm² 之特征者，MACE 发生率是无 TCFA 者的近 10 倍。

　　4. 心肌桥的诊断　心肌桥是比较常见的冠状动脉解剖变异，是冠状动脉的某个节段走行于室壁心肌纤维之间，在心脏收缩时出现暂时性管腔狭窄甚至闭塞，舒张时冠状动脉管腔的受压减轻或消失，造影上呈现"挤奶"现象。走行于心肌下的冠状动脉称为壁冠状动脉，走行于其上方的心肌为心肌桥。壁冠状动脉在收缩期管腔缩小，舒张期管腔变大，且发现心肌桥在 IVUS 图像上均有特征性的围绕壁冠状动脉一侧的半月形低回声或无回声区，该无回声区具有高度特异性和敏感性，存在于几乎所有的心肌桥部位，称为半月现象（half – moon phenomena）。进一步的定量测定发现，大部分的壁冠状动脉直径和面积即使在舒张期仍小于其远端的参照节段。

由于壁冠状动脉血管壁结构可能发育不良，对心肌桥病变置入支架时发生冠状动脉穿孔的并发症显著增高，且心肌桥对支架的长期挤压作用，会增加支架断裂、支架内再狭窄等的发生率，因此，不主张采用支架置入的方法治疗心肌桥。在慢性完全闭塞病变（chronictotal occlusion，CTO）开通后，尤其是前降支闭塞病变开通后，由于冠状动脉造影结果往往会忽视心肌桥的存在，此时 IVUS 检查可明确是否存在心肌桥，并对支架置入策略具有指导作用。

5. 斑块进展、消退的研究　IVUS 的三维重建图像可用于进行斑块容积的定量测定，并根据与邻近结构如分支血管等的关系进行定位，从而可用于对病变进展和消退的定量研究。对 ACS 患者的冠状动脉病变进行系列的 IVUS 随访研究证实，采用他汀类药物进行强化降脂治疗后，随着血脂（主要为低密度脂蛋白胆固醇）水平的明显降低，粥样硬化斑块可能停止进展甚至发生消退。

6. 移植心脏血管病　移植心脏的血管病变进展可能与慢性排异有关，其进展较非移植心脏的动脉粥样硬化病变迅速，影响患者的预后。对这些患者进行导管检查时常规进行 IVUS 检查，可以检出病变并确定其严重程度，指导临床预后的判断和治疗。

7. 主动脉疾病　发生主动脉夹层破裂时，可利用 IVUS 评估主动脉夹层情况和破口位置，以及和重要分支血管的关系，从而指导治疗，尤其是采用带膜支架进行的腔内治疗。IVUS 也可定量分析主动脉缩窄的部位和程度，指导介入治疗过程。

（二）在介入治疗中的应用

IVUS 通过对病变程度、性质、累及范围的精确判断，可用于指导介入治疗的过程，帮助监测并发症，指导介入治疗过程是 IVUS 的主要应用价值。

1. 确定斑块性质和范围以帮助治疗方法的选择　IVUS 对病变性质的判断对治疗方案的选择是非常重要的，如严重的表浅钙化病变适用高频旋磨治疗，对开口部位的软斑块较适合定向旋切治疗。

IVUS 可对管腔直径、狭窄程度、"正常"参考血管的直径和介入后管腔直径能增加的程度作出正确的判断，选择更合适的器械。IVUS 指导对成功进行左主干的介入治疗尤其重要，使用 IVUS 指导较无 IVUS 指导的手术其长期预后更优。由 IVUS 测定的左主干血管直径几乎总是大于根据造影所估测的血管直径，精确的测量利于选择合适的器械，前降支和回旋支开口累及范围的精确评价对左主干远端分叉病变介入治疗方案的选择至关重要。

2. 研究介入治疗扩大管腔的机制　IVUS 可以直接观察到病变在介入治疗后形态所发生的改变，可用于研究介入治疗后管腔扩大的机制，如对大多数患者来说，球囊扩张所引起的夹层分离是其扩大管腔最主要或唯一的机制，而斑块的"挤压"或再分布所引起的管腔扩大并不常见，定向旋切和高频旋磨扩大管腔的主要机制是斑块的消除，支架置入术后管腔扩大最显著。

3. 指导介入治疗的过程　由于造影剂可充填入支架和管壁之间存在的间隙，因此，造影无法识别支架的贴壁不良，术后即刻就存在的支架贴壁不良易发生在左主干病变以及近远端血管直径相差较大的长病变置入单个支架等，而 IVUS 可评价支架的扩张和贴壁情况，从而优化 PCI 的效果。裸金属支架时代的研究显示，如果 IVUS 证实支架放置非常理想，则可安全地降低全身抗凝的水平，这些 IVUS 研究结果推动了临床上支架置入术方法的改进，即常规使用高压球囊扩张以使支架完全扩张和贴壁。支架置入理想的 IVUS 标准包括：①支架贴壁良好；②支架最小的横截面积（CSA）与正常参照血管 CSA（支架近端与远端 CSA 的平均值）之比 >0.8；③对称指数（支架最小直径与最大直径之比）>0.7。IVUS 对慢性完全闭塞病变（CTO）介入治疗的指导见下文。IVUS 也可用于指导主动脉疾病的介入治疗。

4. 并发症的监测　IVUS 证实成功的球囊扩张术后，40% ~ 80% 的病变存在夹层分离，通常发生在软、硬斑块交界处。IVUS 对夹层分离深度和范围的判断有助于指导下一步治疗方案的选择，指导支架置入的时机，以及置入的位置。IVUS 也可识别壁内血肿，指导采取进一步的治疗措施。

5. 介入治疗的随访　如下所述。

（1）晚期获得性贴壁不良（LSM）的检出：IVUS 是检出支架贴壁不良的重要方法。IVUS 研究显示，LSM 的主要发生机制是由于置入支架部位血管的扩张，导致 EEM CSA 的增加值超过支架周围"斑块＋内膜"面积的增加值，支架与血管壁之间血栓病变的溶解也是发生 LSM 的另一机制。而 DES 置入术后 LSM 的发生率明显高于 BMS，发生 LSM 的部位支架表面内皮化不完全，可能与 DES 术后迟发晚期支架内血栓的增加有关。

（2）支架内再狭窄的评价：冠状动脉支架置入术后发生再狭窄的主要机制是支架内的内膜增生，IVUS 测定的晚期管腔丢失（late loss）明显较造影评价更有说服力。支架放置不理想尤其是扩张不充分是 DES 术后发生支架内再狭窄的重要原因，DES 术后支架内最小管腔面积 $<5.0mm^2$ 者发生再狭窄的可能增加。IVUS 研究结果显示，支架内内膜增生的形式在 DES 和 BMS 是不同的，BMS 的内膜增生在整个支架节段是均匀的，但 DES 对内膜增生的抑制在支架中间较两端边缘要强，不过，均显著强于 BMS。需要指出的是，目前所使用的 IVUS 的分辨率还不足以用于评价 DES 术后支架表面的内皮化程度。新生斑块的形成也是 DES 置入发生再狭窄或极晚期支架内血栓形成的重要原因。

6. IVUS 在 CTO 病变 PCI 治疗中的作用　IVUS 的实时观察可以精确地了解 CTO 病变介入过程中的血管腔和血管壁的形态学特点，在 CTO 病变的介入治疗中可用于识别闭塞病变的起始部位、判断真假腔、测量血管直径及指导支架的选择、评价介入治疗效果并识别并发症的发生。

（1）闭塞病变起始部位的识别：闭塞部位位于分支开口处且无残端是 CTO 病变介入治疗不成功的预测因素，由于血管走向的多变，尤其是闭塞段较长时，介入治疗时导引钢丝的走向较难确定。如果闭塞近端存在较大的分支血管，术者可以把 IVUS 导管可送入分支血管，在分支开口处寻找闭塞端，指导导引钢丝的穿刺点和方向。此时建议使用 8F 指引导管，以便能同时容纳 IVUS 导管和微导管，IVUS 图像可实时指导导引钢丝的穿刺方向，并判断导引钢丝是否位于闭塞血管的真腔。建议使用超声探头位于导管顶端的电子相控型 IVUS 导管，尤其是分支较短时，仅在分支血管直径较大或较长时，才可使用机械旋转型的 IVUS 导管。

（2）判断真假腔和探寻真腔：采用正向技术时，即使应用平行导引钢丝技术，前向导引钢丝可能会造成假腔撕裂扩大，一旦内膜下假腔延展超过 CTO 病变的远端，就会影响远端真腔的造影显像，这时造影影像对判断导引钢丝位置的作用是有限的，尤其是在球囊扩张后，如采用控制性正向 - 逆向内膜下寻径（CART），或反向 CART 技术，正向注射造影剂往往导致夹层形成或内膜撕裂范围的扩大。此时 IVUS 可用于判断导引钢丝的位置，鉴别真腔和假腔。真腔的 IVUS 特征包括存在分支血管、有内膜和中层组织包绕在管腔周围，而假腔不存在上述 IVUS 征象。当需要 IVUS 来鉴别导引钢丝位置时，建议使用分辨率较高的机械旋转型超声导管。使用分辨率偏低的电子相控型导管，则很难发现并鉴别非常薄的、环绕超声导管的内膜。

IVUS 还可以判断导引钢丝从真腔进入假腔的部位，可另送入导引钢丝，在 IVUS 指导下寻找真腔。IVUS 指导并证实导引钢丝从假腔重新穿刺找回到真腔。该技术有时候需要在假腔进行球囊扩张产生足够的空间送入 IVUS 导管至内膜下，此方法可导致较长的夹层，并有冠状动脉穿孔的风险。目前认为当其他方法失败而又不具备逆向介入条件的，可以尝试该方法来开通闭塞血管。

在逆向导引钢丝对吻技术和反向 CART 技术中常用 IVUS 来确认导引钢丝的位置。当逆行导引钢丝通过闭塞面进入血管夹层后，如果闭塞段起始部位有较大的分支血管，可以把 IVUS 导管放入该分支血管，然后在 IVUS 指导下调整导引钢丝进入真腔，完成介入治疗。

第三章

高血压

第一节　原发性高血压病

一、概述

（一）定义

原发性高血压或高血压病是指成年人（≥18 岁）凡在未服用降血压药物情况下和在安静状态下，非同日血压至少测量 3 次，当体循环动脉收缩压≥140mmHg 和（或）舒张压≥90mmHg，称为血压增高。与此同时，常伴有脂肪和糖代谢紊乱以及心、脑、肾和视网膜等器官功能性或器质性改变为特征的全身性疾病。如果仅收缩压≥140mmHg，而舒张压不高者称为单纯收缩性高血压。同理，若舒张压≥90mmHg，而收缩压＜140mmHg，则称为舒张性高血压。

（二）流行病学

高血压患病率和发病率在不同国家、地区或种族之间有差别，工业化国家较发展中国家发病率高，美国黑种人约为白种人的 2 倍。高血压患病率、发病率及血压水平随年龄增长而升高，高血压在老年人中较为常见，尤其是收缩期高血压。我国自 20 世纪 50 年代以来进行了 4 次（1959 年、1979 年、1991 年、2002 年）成年人血压普查，高血压患病率分别为 5.11%，7.73%，11.88%，18.8%，总体上呈明显上升趋势。据估计，我国现有高血压患者 2 亿以上。但高血压的知晓率、治疗率及控制率均很低，2002 年的普查资料显示：知晓率为 30.2%，治疗率为 24.7%，控制率为 6.1%，较 1991 年略有提高。根据 2007 年我国卫生部心血管病防治研究中心，中国心血管病报道的一项调查报告，城市高血压知晓率、治疗率、控制率和治疗控制率分别为 41.1%，35.1%，9.7% 和 28.2%；而农村分别为 22.5%，17.4%，3.5% 和 20.4%。如此低的知晓率、治疗率、控制率和治疗控制率，促使我国高血压病致死、致残率居高不下。因此，高血压的防治任重道远。

（三）病因

本病病因未完全阐明，目前认为是在一定的遗传基础上由于多种后天因素的作用，正常血压调节机制失代偿所致，以下因素可能与发病有关。

1. 遗传　高血压的发病有较明显的家族集聚性，双亲均有高血压的正常血压子女（儿童或少年）血浆去甲肾上腺素、多巴胺浓度明显较无高血压家族史的对照组高，以后发生高血压的比例亦高。国内调查发现，与无高血压家族史者比较，双亲一方有高血压者的高血压患病率高 1.5 倍，双亲均有高血压病者则高 2 ~ 3 倍，高血压病患者的亲生子女和收养子女虽然生活环境相同，但前者更易患高血压。动物实验已筛选出遗传性高血压大鼠株（SHR），分子遗传学研究已实验成功基因转移的高血压动物，上述资料均提示遗传因素的作用。

2. 饮食　如下所述。

（1）盐类：与高血压最密切相关的是 Na^+，人群平均血压水平与食盐摄入量有关，在摄盐较高的人群，减少每日摄入食盐量可使血压下降。高钠促使高血压可能是通过提高交感张力，增加外周血管阻力所致。饮食中 K^+、Ca^{2+} 摄入不足、Na^+/K^+ 比例升高时易患高血压，高 K^+ 高 Ca^{2+} 饮食可能降低高血压的发病率，动物实验也有类似的发现。我国不同年龄段人群食盐摄入量均较高，居民平均每日食盐摄入量为 12.1g，远远超过 WHO 应将一般人群每日食盐限制在 6g 以下。全国居民营养与健康状况调查（2002 年）中指出，我国城乡居民平均每日每人盐摄入量为 12g，其中农村 12.4g，城市 10.9g，北方地区高于南方地区。高盐饮食是高血压的重要危险因素。高盐饮食地区人群的高血压患病率往往较高。

中国人群高血压流行特点：钠盐摄入量高，钾盐摄入不足，盐敏感性高血压居多。盐敏感的实质是个体对于盐负荷而导致血压升高的一种遗传易感体质。盐敏感被认为是由于肾小球的过滤能力减低和（或）肾小管钠再吸收的比率增加所导致。

盐敏感性：盐敏感性是高血压早期损害标志。盐敏感性（salt - sensitivity）已被美国 ASH "2005 高血压新定义"确立为高血压早期损害标志之一。

我国一般人群中盐敏感者占 15% ~ 42%，而高血压人群中 50% ~ 60% 为盐敏感者。有高血压家族史的成年人中盐敏感者为 65%，青少年中为 45%。黑种人、老年人、停经女性、糖尿病、肥胖和代谢综合征患者中盐敏感者比例较高。盐敏感性高血压是高血压的一种特殊类型，常见于老年人、黑种人，有糖尿病、肾疾病史者，交感激活状态以及高盐摄入地区的高血压患者，同时也是难治性高血压的重要原因之一。

（2）脂肪酸与氨基酸：降低脂肪摄入总量，增加不饱和脂肪酸成分，降低饱和脂肪酸比例可使人群平均血压下降。动物实验发现摄入含硫氨基酸的鱼类蛋白质可预防血压升高。

（3）饮酒：长期饮酒者高血压的患病率升高，而且与饮酒量成正比。可能与饮酒促使皮质激素、儿茶酚胺水平升高有关。

3. 职业、环境和气候　流行病学资料提示，从事高度集中注意力工作、长期精神紧张、长期受环境噪声及不良视觉刺激者易患高血压病。此外，气候寒冷地区冬季较长，人的血管容易收缩而导致血压升高，这也是我国北方地区高血压发病率比南方地区高的原因之一。

4. 其他　吸烟、肥胖和糖尿病患者高血压病患病率高。

（四）临床表现

高血压是多基因遗传因素与环境因素长期相互作用的结果，无论是男性还是女性，平均血压随年龄增长而增高，尤其是收缩压。流行病学研究已经证实，高血压本身不仅会造成心血管损害，而且当高血压患者合并有其他危险因素时更易引起或加重心血管损害，这些危险因素包括糖尿病、吸烟、高脂血症等。血压在同一水平上的高血压患者，合并危险因素越多，心血管系统并发症发生率也越高，说明危险因素之间存在着对心血管系统损害的协同作用。

高血压病根据起病和病情进展的缓急及病程的长短可分为两型，缓进型（chronic type）和急进型（accelerated type）高血压，前者又称良性高血压，绝大部分患者属此型，后者又称恶性高血压，仅占高血压病患者的1%~5%。

1. 缓进型高血压病　多为中年后起病，有家族史者发病年龄可较轻。起病多数隐匿，病情发展慢，病程长。早期患者血压波动，血压时高时正常，为脆性高血压阶段，在劳累、精神紧张、情绪波动时易有血压升高，休息、去除上述因素后，血压常可降至正常。随着病情的发展，血压可逐渐升高并趋向持续性或波动幅度变小。患者的主观症状和血压升高的程度可不一致，约50%患者无明显症状，只是在体格检查或因其他疾病就医时才发现有高血压，少数患者则在发生心、脑、肾等器官的并发症时才明确高血压病的诊断。

患者可有头痛，多发在枕部，尤易发生在睡醒时，尚可有头晕、头胀、颈部板紧感、耳鸣、眼花、健忘、注意力不集中、失眠、烦闷、乏力、四肢麻木、心悸等。这些症状并非都是由高血压直接引起，部分是机体功能失调所致，无临床特异性。此外，尚可出现身体不同部位的反复出血，如眼结膜出血、鼻出血、月经过多，少数有咯血等。

（1）脑部表现：头痛、头晕和头胀是高血压病常见的神经系统症状，也可有头部沉重或颈项板紧感。高血压直接引起的头痛多发生在早晨，位于前额、枕部或颞部，可能是颅外颈动脉系统血管扩张，其脉搏振幅增高所致。这些患者舒张压多很高，经降压药物治疗后头痛可减轻。

高血压病脑血管并发症主要表现为脑血管意外，即脑卒中，可分为两大类。①缺血性脑卒中，其中有动脉粥样硬化血栓形成、腔隙梗死、栓塞、短暂性脑缺血和未定型等各种类型。②出血性脑卒中，有脑实质和蛛网膜下腔出血。

（2）心脏表现：血压长期升高增加了左心室的负担，左心室因代偿而逐渐肥厚，早期常呈向心性对称性肥厚，继之可出现心腔扩张，最终导致高血压性心脏病。近年来研究发现，高血压时心脏最先受影响的是左心室舒张期功能。左心室肥厚时舒张期顺应性下降，松弛和充盈功能受影响，若左心室舒张末压升高，左心房可有不同程度扩大，甚至可出现在临界高血压和左心室无肥厚时，与此同时，左心室的心肌间质已有胶原组织沉积和纤维组织形成，但此时患者可无明显临床症状。

出现临床症状的高血压性心脏病多发生在高血压病起病数年至10余年之后。在心功能代偿期，除有时感心悸外，其他心脏方面的症状可不明显。代偿功能失调时，则可出现左心衰竭症状，开始时在体力劳累、饱食和说话过多时发生气喘、心悸、咳嗽，以后呈阵发性的发作，常在夜间发生，并可有痰中带血等，严重时或血压骤然升高时可发生急性肺水肿，出现端坐呼吸，咳粉红色泡沫样痰，若不及时降压可危及生命。反复发作或持续的左心衰竭，可影响右心室功能而发展为全心衰竭，出现尿少、水肿等临床症状。在心脏未增大前，体检可无特殊发现，或仅有脉搏或心尖搏动较强有力，主动脉瓣区第二心音因主动脉舒张压升高而亢进。心脏增大后，体检可发现心界向左、向下扩大；心尖搏动强而有力，呈抬举样；心尖区和（或）主动脉瓣区可听到Ⅱ~Ⅲ级收缩期吹风样杂音。心尖区杂音是左心室扩大导致相对性二尖瓣关闭不全或二尖瓣乳头肌功能失调所致；主动脉瓣区杂音是主动脉扩张，导致相对性主动脉瓣狭窄所致。主动脉瓣区第二心音可因主动脉及瓣膜病变而呈金属音调，可有第四心音。心力衰竭时心率增快，出现发绀，心尖区可闻奔马律，肺动脉瓣区第二心音增强，肺底出现湿啰音，并可有交替脉；后期出现颈静脉怒张、肝大、下肢水肿、腹腔积液和发绀等全心衰竭征象。

（3）肾脏表现：肾血管病变的程度和血压升高的程度及病程密切相关。实际上，无控制的高血压病患者均有肾脏的病变，但在早期可无任何临床表现。随病程的进展可先出现蛋白尿，如无合并其他情况（如心力衰竭和糖尿病等），24h尿蛋白总量很少超过1g，控制高血压可减少尿蛋白。血尿多为显微镜血尿，少见有透明和颗粒管型。肾功能失代偿时，肾浓缩功能受损可出现多尿、夜尿、口渴、多饮等，尿比重逐渐降低，最后固定在1.010左右，称等渗尿。当肾功能进一步减退时，尿量可减少，血中非蛋白氮、肌酐、尿素氮常增高，酚红排泄试验示排泄量明显减低，尿素廓清率或肌酐廓清率可明显低于正常，上述改变随肾脏病变的加重而加重，最终出现尿毒症。但是，在缓进型高血压病，患者在出现尿毒症前多数已死于心、脑血管并发症。此外，当高血压导致肾功能损害的同时，肾损害又可反过来加重血压升高，从而形成恶性循环。

2. 急进型高血压　在未经治疗的原发性高血压病患者中，约1%可发展成急进型高血压，发病较急骤，在发病前可有病程不一的缓进型高血压病史。男女比例约为3：1，多在青中年发病，近年来此型高血压已少见，可能与早期发现轻、中度高血压患者并得到及时有效的治疗有关。其表现基本上与缓进型高血压病相似，但与后者相比，临床症状如头痛等更为明显，具有病情严重、发展迅速、视网膜病变和肾功能很快衰竭等特点。血压显著升高，舒张压多持续在130～140mmHg或更高。各种症状明显，小动脉纤维样坏死性病变进展迅速，常于数月至1～2年内出现严重的脑、心、肾损害，发生脑血管意外、心力衰竭和尿毒症。并常有视物模糊或失明，视网膜可发生出血、渗出及视盘水肿。血浆肾素活性增高，以肾脏损害最为显著，常出现持续蛋白尿，24h尿蛋白可达3g，伴有血尿和管型尿，最后多因尿毒症而死亡，但也可死于脑血管意外或心力衰竭。

3. 高血压危重症　如下所述。

（1）高血压危象（hypertensive crisis）：高血压病的进程中，如果全身小动脉发生暂时性强烈痉挛，周围血管阻力明显上升，致使血压急骤上升而出现一系列临床症状，称之为高血压危象。这是高血压病的急重症，可见于缓进型高血压各期和急进型高血压，血压改变以收缩压突然明显升高为主，舒张压也可升高，常在诱发因素作用下出现，如强烈的情绪变化、精神创伤、心身过劳、寒冷刺激和内分泌失调（如经期和绝经期）等。患者出现剧烈头痛、头晕、眩晕，亦可有恶心、呕吐、胸闷、心悸、气急、视物模糊、腹痛、尿频、尿少、排尿困难等症状。有的患者可伴随自主神经紊乱症状，如发热、口干、出汗、兴奋、皮肤潮红或面色苍白、手足发抖等；严重者，尤其在伴有靶器官病变时，可出现心绞痛、肺水肿、肾衰竭、高血压脑病等。发作时尿中出现少量蛋白和红细胞；血尿素氮、肌酐、肾上腺素、去甲肾上腺素可增加，血糖也可升高、眼底检查有小动脉痉挛、可伴有出血、渗出或视盘水肿。发作一般历时短暂，控制血压后，病情可迅速好转，但易复发。在有效降压药普遍应用的人群，此危象已很少发生。

（2）高血压脑病（hypertensive encephalopathy）：急进型或严重的缓进型高血压病患者，尤其是伴有明显脑动脉硬化时，可出现脑部小动脉持久而明显的痉挛，继之发生被动性或强制性扩张，急性脑循环障碍导致脑水肿和颅内压增高而出现的一系列临床表现，称为高血压脑病。发病时常先有血压突然升高，收缩压、舒张压均可增高，以舒张压升高为主，患者出现剧烈头痛、头晕、恶心、呕吐、烦躁不安、脉搏多慢而有力，可有呼吸困难或减慢、视力障碍、黑蒙、抽搐、意识模糊甚至昏迷，也可出现暂时性偏瘫、失语、偏身感觉障碍等。检查可见视盘水肿、脑脊液压力增高、蛋白含量增高。发作短暂者历时数分钟，长者可数小时甚至数天。妊娠高血压综合征、肾小球肾炎、肾血管性高血压和嗜铬细胞瘤的患者，也可能发生高血压脑病。

4. 并发症　在我国，高血压病最常见的并发症是脑血管意外，其次是高血压性心脏病、心力衰竭，再次是肾衰竭。较少见但严重的并发症为主动脉夹层血肿。其起病常突然，迅速发生剧烈胸痛，向背或腹部放射，伴有主动脉分支堵塞现象时，使两上肢血压及脉搏有明显差别，严重者堵塞一侧，从颈动脉到股动脉的脉搏均消失，或下肢暂时性瘫痪或偏瘫。当累及主动脉根部时，患者可发生主动脉关闭不全。未受堵塞的动脉血压升高。主动脉夹层血肿可破裂入心包或胸膜腔，因心脏压塞而迅速死亡。胸部 X 线检查可见主动脉明显增宽。超声心动图、CT 或磁共振断层显像检查（MRI）可直接显示主动脉夹层及范围，甚至可发现破口。主动脉造影也可确立诊断。高血压合并下肢动脉粥样硬化时，可造成下肢疼痛、间歇性跛行。

二、诊断要点

（一）确定是否高血压

1. 诊所血压　诊所偶测血压是目前诊断高血压和分级的标准方法和主要手段，要求在未服用降压药物情况下、非同日 3 次安静状态下，测血压达到诊断水平，体循环动脉收缩压≥140mmHg 及（或）舒张压≥90mmHg 者为高血压。由于测量次数少、观察误差较大和"白大衣效应"，不能可靠地反映血压的波动和活动状态下的情况。动态血压及家庭自测血压可弥补诊所偶测血压的不足，具有重要的临床价值。

2. 自测血压　对于评估血压水平及严重程度，评价降压效应，改善治疗依从性，增强治疗的主动参与，自测血压具有独特优点。且无白大衣效应，可重复性较好。目前，患者家庭自测血压在评价血压水平和指导降压治疗上已经成为诊所血压的重要补充。然而，对于精神焦虑或根据血压读数常自行改变治疗方案的患者，不建议自测血压。推荐使用符合国际标准（BHS 和 AAMI）的上臂式全自动或半自动电子血压计，正常上限参考值：135/85mmHg。应注意患者向医师报告自测血压数据时可能有主观选择性，即报告偏差，患者有意或无意选择较高或较低的血压读数向医师报告，影响医师判断病情和修改治疗。有记忆存储数据功能的电子血压计可克服报告偏差。血压读数的报告方式可采用每周或每月的平均值。家庭自测血压低于诊所血压，家庭自测血压 135/85mmHg 相当于诊所血压 140/90mmHg。对血压正常的人建议定期测量血压（20～29 岁，每 2 年 1 次；30 岁以上每年至少 1 次）。

3. 动态血压　动态血压测量应使用符合国际标准（BHS 和 AAMI）的监测仪。动态血压的正常值推荐以下国内参考标准：24h 平均值 < 130/80mmHg，白昼平均值 < 135/85mmHg，夜间平均值 <125/75mmHg。正常情况下，夜间血压均值比白昼血压值低 10%～15%。动态血压监测在临床上可用于诊断白大衣性高血压、隐蔽性高血压、顽固难治性高血压、发作性高血压或低血压，评估血压升高严重程度，但是目前主要仍用于临床研究，例如评估心血管调节机制、预后意义、新药或治疗方案疗效考核等，不能取代诊所血压测量。动态血压测量时应注意以下问题：测量时间间隔应设定一般为每 30min 1 次。可根据需要而设

定所需的时间间隔。指导患者日常活动，避免剧烈运动。测血压时患者上臂要保持伸展和静止状态。若首次检查由于伪迹较多使读数 <80% 的预期值，应再次测量。可根据 24h 平均血压，日间血压或夜间血压进行临床决策参考，但倾向于应用 24h 平均血压。

4. 中心动脉压　近年来提出了中心动脉压的概念，中心动脉压，是指升主动脉根部血管所承受的侧压力。中心动脉压也分为收缩压（SBP），舒张压（DBP）及脉压（PP）。主动脉的 SBP 由两部分组成：前向压力波（左心室搏动性射血产生），回传的外周动脉反射波。前向压力波形成收缩期第 1 个峰值（P1），反射波与前向压力波重合形成收缩期第 2 个峰值（即 SBP）。反射波压力又称增强压（AP），增强压的大小可用增压指数（AIx）表示，AIx = AP/PP（AP = SBP − P1）。通常情况下，AP 在舒张期回传到主动脉根部与前向压力波重合，在收缩期回传到外周动脉。

中心动脉压直接影响心、脑、肾等重要脏器的灌注压，因而可能比肱动脉血压更能够预测心脑血管病的发生。反射波是左心室后负荷的组分，是心脏后负荷的指标之一，也是收缩期高血压的发病基础。中心动脉压增高将诱发冠脉硬化，进而容易引起冠状动脉狭窄及冠状动脉事件。因此，降低中心动脉压将有助于预防心血管事件。已证明中心动脉血流动力学与高血压靶器官损害、心血管疾病独立相关。在预测、决定终点事件方面中心动脉血流动力学的意义优于外周血流动力学。ASCOT 试验的亚组研究 CAFE 中心动脉压可作为评价及优化抗高血压治疗方案的一个新的指标。

5. 白大衣高血压与隐匿性高血压　"白大衣高血压"也称"诊所高血压"。指患者去医院就诊时，在医师诊室测量血压时血压升高，但回到自己家中自测血压或 24h 动态血压监测时血压正常。

隐匿性高血压与之相反，系指患者在医院测量血压正常，而动态血压监测或家庭自测血压水平增高。隐匿性高血压在一般人群中患病率为 8% ~ 23%，其发生靶器官损害和心血管疾病的危险性较一般人明显增高。目前对于是否应该采用药物手段干预隐匿性高血压与诊室高血压尚存争议，但加强对这些患者的血压监测、及时发现持续性高血压仍具有重要意义。同时，对于这些患者还应加强生活方式干预，例如控制饮食、增加体力运动、控制体重、限制食盐摄入量等，努力延缓或避免持久性高血压的发生。由此可见临床上应大力提倡并推广非诊室血压监测措施（包括动态血压监测与家庭自测血压）。动态血压监测与家庭自测血压能够提供更为详尽且真实的血压参数，有助于全面了解血压波动情况，鉴别与判定一过性血压升高（诊室高血压与隐匿性高血压）的人群。

（二）判断高血压的病因，明确有无继发高血压

对怀疑继发性高血压者，通过临床病史、体格检查和常规实验室检查可对继发性高血压进行简单筛查。

1. 临床病史提示继发性高血压的指征　如下所述。

（1）肾脏疾病家族史（多囊肾）。

（2）肾脏疾病、尿路感染、血尿、滥用镇痛药（肾实质性疾病）。

（3）药物：口服避孕药、甘草、甘珀酸、滴鼻药、可卡因、安非他明、类固醇、非甾体类抗炎药、促红细胞生长素、环孢素。

（4）阵发性出汗、头痛、焦虑、心悸（嗜铬细胞瘤）。

（5）阵发性肌无力和痉挛（醛固酮增多症）。

2. 提示继发性高血压的体征　如下所述。

（1）库欣（Cushing）综合征面容。

（2）神经纤维瘤性皮肤斑（嗜铬细胞瘤）。

（3）触诊有肾增大（多囊肾）。

（4）听诊有腹部杂音（肾血管性高血压）。

（5）听诊有心前区或胸部杂音（主动脉缩窄或主动脉病）。

（6）股动脉搏动消失或胸部杂音（主动脉缩窄或主动脉病）。

（7）股动脉搏动消失或延迟、股动脉压降低（主动脉缩窄或主动脉病）。

3. 继发高血压常规实验室及辅助检查　测定肾素、醛固酮、皮质激素和儿茶酚胺水平、动脉造影、肾和肾上腺超声、计算机辅助成像（CT）、头部磁共振成像（MRI）等。

三、治疗

（一）目的

治疗高血压的主要目的是最大限度地降低心血管发病和死亡的总危险。当然，血压也并非降得越低越好，近年来研究表明，在降压治疗中存在明显的降压"J"点曲线问题。"J"点曲线现象即血压下降达到特定水平时，主要心血管疾病的发生率会下降；但持续降低血压，心血管事件发生率反而会回升。但究竟血压J点值在哪里，目前没有定论。可以肯定的是不同高血压人群其J点值不同，血压在J点值之上，降压治疗越低、越早越好。

（二）高血压的非药物治疗

非药物治疗包括提倡健康生活方式，消除不利于心理和身体健康的行为和习惯，达到减少高血压以及其他心血管病的发病危险，适用于所有高血压患者。具体内容如下。

1. 减重　建议体重指数（kg/m^2）应控制在24以下。减重对健康的利益是巨大的，如人群中平均体重下降5～10kg，收缩压可下降5～20mmHg。高血压患者体重减少10%，则可使胰岛素抵抗、糖尿病、高脂血症和左心室肥厚改善。减重的方法一方面是减少总热量的摄入，强调少脂肪并限制过多糖类的摄入，另一方面则需增加体育锻炼，如跑步、太极拳、健美操等。在减重过程中还需积极控制其他危险因素，老年高血压则需严格限盐等。减重的速度可因人而异，但首次减重最好达到减重5kg以增强减重信心，减肥可提高整体健康水平，减少包括癌症在内的许多慢性病，关键是"吃饭适量，活动适度"。

2. 采用合理膳食　根据我国情况对改善膳食结构预防高血压提出以下建议：①减少钠盐，WHO建议每人每日食盐量不超过6g。我国膳食中约80%的钠来自烹调或含盐高的腌制品，因此，限盐首先要减少烹调用盐及含盐高的调料，少食各种咸菜及盐腌食品。如果北方居民减少日常用盐的一半，南方居民减少1/3，则基本接近WHO建议。②减少脂肪摄入，补充适量优质蛋白质。建议改善饮食结构，减少含脂肪高的猪肉，增加含蛋白质较高而脂肪较少的禽类及鱼类。蛋白质占总热量15%左右，动物蛋白占总蛋白质20%。蛋白质质量依次为：奶、蛋；鱼、虾；鸡、鸭；猪、牛、羊肉；植物蛋白，其中豆类最好。③注意补充钾和钙。④多吃蔬菜和水果，研究证明增加蔬菜或水果摄入，减少脂肪摄入可使SBP和DBP有所下降。素食者比肉食者有较低的血压，其降压的作用可能基于水果、蔬菜、食物纤维和低脂肪的综合作用。⑤限制饮酒，尽管有研究表明非常少量饮酒可能减少冠心病发病的危险，但是饮酒和血压水平及高血压患病率之间却呈线性相关，大量饮酒可诱发心脑血管事件发作。因此不提倡用少量饮酒预防冠心病，提倡高血压患者应戒酒，因饮酒可增加服用降压药物的抗性。如饮酒，建议每日饮酒量应为少量。男性饮酒量：葡萄酒 < 100 ~ 150ml（相当于 2 ~ 3 两），或啤酒 < 250 ~ 500ml（250 ~ 500g），或白酒 < 25 ~ 50ml（0.5 ~ 1 两）；女性则减半量，孕妇不饮酒。不提倡饮高度烈性酒。WHO 对酒的新建议是酒，越少越好。

3. 增加体力活动　每个参加运动的人特别是中老年人和高血压患者在运动前最好了解一下自己的身体状况，以决定自己的运动种类、强度、频度和持续运动时间。对中老年人应包括有氧、伸展及增强肌力练习三类，具体项目可选择步行、慢跑、太极拳、门球、气功等。运动强度必须因人而异，按科学锻炼的要求，常用运动强度指标可用运动时最大心率达到 180（或 170）减去年龄，如 50 岁的人运动心率为 120 ~ 130/min，如果求精确则采用最大心率的 60% ~ 85% 作为运动适宜心率，需在医师指导下进行。运动频率一般要求每周 3 ~ 5 次，每次持续 20 ~ 60min 即可，可根据运动者身体状况和所选择的运动种类以及气候条件等而定。

4. 减轻精神压力保持平衡心态　长期精神压力和心情抑郁是引起高血压和其他一些慢性病的重要原因之一，对于高血压患者，这种精神状态常使他们较少采用健康的生活方式，如酗酒、吸烟等，并降低对抗高血压治疗的依从性。对有精神压力和心理不平衡的人，应减轻精神压力和改变心态，要正确对待自己、他人和社会，积极参加社会和集体活动。

5. 戒烟　对高血压患者来说戒烟也是重要的，虽然尼古丁只使血压一过性升高，但它降低服药的依从性并增加降压药物的剂量。吸烟可造成血管内皮损伤，它是导致心血管事件的最重要独立危险因素之一，因此必须提倡全民戒烟。

（三）高血压的药物治疗

1. 降压药物治疗原则　如下所述。

（1）小剂量：初始治疗时通常应采用较小的有效剂量以获得可能有的疗效而使不良反应最小，如有效而不满意，可逐步增加剂量以获得最佳疗效。

（2）尽量应用长效制剂：为了有效地防止靶器官损害，要求每天 24h 内血压稳定于目标范围内，如此可以防止从夜间较低血压到清晨血压突然升高而致猝死、脑卒中或心脏病发作。要达到此目的，最好使用持续 24h 作用的药物，一天一次给药。其标志之一是降压谷峰比值应 >50%，此类药物还可增加治疗的依从性。

（3）联合用药：为使降压效果增大而不增加不良反应，用低剂量单药治疗疗效不满意的可以采用两种或多种降压药物联合治疗。事实上 2 级以上高血压为达到目标血压常需降压药联合治疗。两种药物的低剂量联合使用，疗效优于大剂量单一用药。

（4）个体化：根据患者具体情况和耐受性及个人意愿或长期承受能力，选择适合患者的降压药物。

在用药过程中，同时考虑：①患者其他危险因素的情况。②患者有无其他合并疾病，包括糖尿病、心脏病、脑血管病、肾脏疾病等。③患者靶器官的损害情况。④长期药物服用应简便，以利于患者坚持治疗。

2. 降压药物的选择　如下所述。

（1）降压药物选择的原则：目前，治疗高血压病的药物主要有 6 大类，即利尿药、β 受体阻滞药、钙拮抗药、血管紧张素转化酶抑制药（ACEI）、血管紧张素 II 受体拮抗药

（ARB）及 α 肾上腺素能阻滞药。另外，我国也使用一些复方制剂及中药制剂。目前指南推荐的一线降压药物有 5 类：利尿药、β 受体阻滞药、钙拮抗药、血管紧张素转化酶抑制药（ACEI）、血管紧张素Ⅱ受体拮抗药（ARB）。近年来大型荟萃分析显示：常用的 5 种降压药物总体降压作用无显著性差异。任何降压治疗的心血管保护作用主要源自降压本身。5 大类降压药物都可以用于高血压患者的起始和维持治疗。当然每种药物都有其临床适应证和禁忌证，不同类降压药在某些方面可能有相对的优势。一些研究提示，预防脑卒中，ARB 优于 β阻滞药，钙拮抗药优于利尿药；预防心力衰竭，利尿药优于其他类；延缓糖尿病和非糖尿病肾病的肾功能不全，ACEI 或 ARB 优于其他类；改善左心室肥厚，ARB 优于 β 受体阻滞药；延缓颈动脉粥样硬化；钙拮抗药优于利尿药或 β 受体阻滞药。不同类降压药在某些方面的可能的相对优势仍有争议，尚需进一步的研究。因此 2009 年欧洲高血压指南更新中指出，应依据循证医学证据来选择降压药物，传统的一线、二线、三线用药的分类方法缺乏科学性和实用性，应避免采用。

选择哪种降压药物作为开始治疗及维持降压治疗的原则是：对每个患者应该采取在指南指导下的个体化治疗，因为需要长期甚至终身的治疗。要考虑的主要因素有：①患者存在的心血管危险因素。②有无靶器官损害、临床有无合并心血管病、肾脏疾病及糖尿病等。③有无其他伴随疾病影响某种降压药物的使用。④对患者存在的其他情况，所用药物有无相互作用。⑤降压药降低心血管危险的证据有多少。⑥患者长期治疗的经济承受能力。

（2）常用抗高血压药

1）利尿药：最常用的一线类降压药，噻嗪类利尿药不论单用或联用，都有明确的疗效。有利于肾脏排出体内的钠盐和水分，达到降低血压的目的。主要不良反应为低钾血症、胰岛素抵抗和脂代谢异常。目前较少单独使用并尽量小剂量应用，在使用利尿药的同时，应该使用补钾和保钾制剂。新型利尿药吲达帕胺在常用剂量上仅表现有轻微的利尿作用，主要表现为血管扩张作用，降压有效率在 70% 左右，且不具有传统利尿药易造成代谢异常的特点。

适应证：主要用于轻、中度高血压，尤其是老年人高血压或并发心力衰竭时、肥胖者、有肾衰竭或心力衰竭的高血压患者。痛风患者禁用，糖尿病和高脂血症患者慎用。小剂量可以避免低血钾、糖耐量降低和心律失常等不良反应。可选择使用氢氯噻嗪（HCT）12.5～25mg、吲达帕胺（indapamide）1.25～2.5mg，每天 1 次。呋塞米（furosemide）仅用于并发肾衰竭时。

2）β 受体阻滞药：β 受体阻滞药降压安全、有效，通过阻断交感神经系统起作用。单用一般能使收缩压下降 15～20mmHg。目前第一代的 β 受体阻滞药普萘洛尔已较少使用，临床常用的有美托洛尔、阿替洛尔（因临床研究获益不大，目前不建议使用）和比索洛尔。其中比索洛尔为每天 1 次的新型高度选择性的 β 受体阻滞药，服用方便，不良反应小，几乎不影响糖脂代谢。β 受体阻滞药主要用于轻、中度高血压，尤其是静息心率较快（>80/min）的中青年患者或合并心绞痛者。不良反应是心动过缓、房室传导阻滞、心肌收缩抑制、糖脂代谢异常。特别适用于年轻人、发生过心肌梗死、快速型心律失常、心绞痛的患者。

适应证：主要用于轻、中度高血压，尤其在静息时心率较快（>80/min）的中青年患者或合并心绞痛时。心脏传导阻滞、哮喘、慢性阻塞性肺病与周围血管病患者禁用。胰岛素依赖型糖尿病患者慎用。可选择使用美托洛尔（metoprolol）25~50mg，每天1~2次；比索洛尔（bisoprolol）2.5~5mg，每天1次；倍他洛尔（betaxolol）5~10mg，每天1次。β受体阻滞药也可用于治疗心力衰竭，但用法与降压完全不同，应加注意。

3）钙拮抗药（CCB）：钙拮抗药通过血管扩张以达到降压目的。用于高血压的钙拮抗药可分为3类，即二氢吡啶类，以硝苯地平为代表，目前第一代的短效制剂硝苯地平已较少应用，临床多使用缓释和控释制剂或二、三代制剂，如尼群地平、非洛地平、氨氯地平等。苯噻氮䓬类，以地尔硫䓬为代表；苯烷胺类，以维拉帕米为代表。后两类钙拮抗药亦称非二氢吡啶类，多用于高血压合并冠心病和室上性心律失常的患者，不良反应主要有降低心率和抑制心肌收缩力。钙拮抗药的降压特点为：在具有良好降压效果的同时，能明显降低心、脑血管并发症的发生率和病死率，延缓动脉硬化进程，对电解质、糖脂代谢、尿酸无不良影响。第一代的短效制剂硝苯地平服用不方便、依从性差、对血压控制不稳、有反射性心率加速、交感神经激活、头痛、面红、踝部水肿等不良反应，研究显示，使用短效钙拮抗药有可能增加死于心肌梗死的危险性，但有证据显示，使用长效制剂则没有类似危险，故已较少应用短效钙拮抗药，建议尽量使用长效制剂。

长效钙拮抗药和缓释制剂能产生相对平稳和持久的降压效果，不良反应少。心脏传导阻滞和心力衰竭患者禁用非二氢吡啶类钙拮抗药。不稳定型心绞痛和急性心肌梗死时禁用速效二氢吡啶类钙拮抗药。优先选择使用长效制剂，例如非洛地平（felodipine）缓释片5~10mg，每天1次；硝苯地平（nifedipine）控释片30mg，每天1次；氨氯地平（amlodipine）5~10mg，每天1次；拉西地平（lacidipine）4~6mg，每天1次；维拉帕米（verapamil）缓释片120~240mg，每天1次。对于经济承受能力较低的患者，也可使用硝苯地平缓释片或尼群地平普通片10mg，每天2~3次，虽然疗效可能没有长效制剂好，但降压总比不降好。慎用硝苯地平速效胶囊。常见不良反应为头痛、面红、踝部水肿等。

适应证：可用于各种程度的高血压，尤其在老年人高血压或合并稳定型心绞痛时。

CCB是非常好的抗高血压药物，无论是用于起始治疗，还是作为联合治疗的用药之一。ALLHAT试验证实CCB是很好的降压选择。ACCOMPLISH试验显示，CCB与ACEI联用优于利尿药+ACEI。ASCOT试验也是如此。这些大型临床试验给治疗提供了依据。特别是对于中国人群，发生脑卒中的风险很高，CCB是非常理想的药物，中国的高血压患者应当尽量早应用CCB。

4）血管紧张素转化酶抑制药（ACEI）：通过扩张动脉降低血压。这些药物口服大多1h内出现降压效应，但可能需要几天甚至几周才能达到最大降压效应。其中卡托普利作用时间最短，需每天2~3次服药，其他大多是新型的ACEI，如贝那普利、赖诺普利、雷米普利、福辛普利等，均可每天1次服药。对降低高血压患者心力衰竭发生率及病死率、延缓胰岛素依赖型糖尿病患者肾损害的进展，尤其是伴有蛋白尿时特别有效。ACEI不影响心率和糖、脂代谢，更重要的功能是能保护和逆转靶器官的损害。

主要不良反应为干咳、高钾血症、血管神经性水肿。主要用于高血压合并糖尿病，或者并发心脏功能不全、肾脏损害有蛋白尿的患者。妊娠和肾动脉狭窄、肾衰竭（血肌酐>265μmol/L或3mg/dl）患者禁用。可以选择使用以下制剂：卡托普利（captopril）12.5~25mg，每天2~3次；依那普利（enalapril）10~20mg，每天1~2次；培哚普利（perindopril）4~8mg，每天1次；西拉普利（cilazapril）2.5~5mg，每天1次；贝那普利10~

20mg，每天 1 次；雷米普利（ramipril）2.5～5mg，每天 1 次；赖诺普利（lisinopril）20～40mg，每天 1 次。

适应证：ACEI 能安全有效地降低血压，可用于治疗各级高血压。特别适用于年轻人、心力衰竭患者、服用其他药物出现较多不良反应的患者。

5）血管紧张素 II 受体拮抗药（ARB）：ARB 是继 ACEI 之后的对高血压、动脉硬化、心肌肥厚、心力衰竭、糖尿病肾病等具有良好作用的新一类作用于肾素 - 血管紧张素系统（RAS）的抗高血压药物。作用机制与 ACEI 相似，但更加直接。与 ACEI 比较，它更充分、更具选择性地阻断 RAS，且很少有干咳、血管神经性水肿等不良反应，氯沙坦还可促进血尿酸排出。适用于 ACEI 不能耐受的患者。对糖尿病患者、心力衰竭患者、肾损害患者靶器官有良好的保护作用，可降低心脑突发事件的发生，减低心力衰竭患者的病死率。目前国内应用较多的是氯沙坦、缬沙坦，其次是伊贝沙坦和替米沙坦。例如氯沙坦（losartan）50～100mg，每日 1 次，缬沙坦（valsartan）80～160mg，每日 1 次。

适应证：与 ACEI 相同，目前主要用于 ACEI 治疗后发生干咳的患者。特别适用于使用其他降压药物有不良反应的患者，可提高患者的治疗顺应性。

（3）新型的降压药物

1）肾素抑制药（DRI）：肾素抑制剂能有效、高度选择性地作用于 RAS 系统，抑制肾素以减少血管紧张素原转化为血管紧张素 I；具有抗交感作用，因而避免了血管扩张后反射性的心动过速；能改善心力衰竭患者的血流动力学；对肾脏的保护作用强于 ACEI 和血管紧张素受体（AT1）拮抗药；预期不良反应小。肽类肾素拮抗药如雷米克林、依那克林属第一代肾素抑制药，但由于其生物利用度低，口服有首剂效应，易为蛋白酶水解等缺点，临床应用价值低。非肽类肾素拮抗药如 A-72517、RO-42-5892、阿利吉仑等为第二代肾素抑制药，能克服上述缺点，有望成为新型的抗高血压药。

2）其他新型降压药：目前报道有内皮素受体拮抗药、神经肽 Y 抑制药、心钠素及内肽酶抑制药、咪唑林受体兴奋药（如莫索尼定、雷美尼定）、5-羟色胺受体拮抗药（酮色林、乌拉地尔）、K+ 通道开放剂、降钙素基因相关肽（CGRP）等。这些新药研究进展迅速，有些已应用于临床，使高血压病防治出现更为广阔的前景，但目前在国内应用这些新药的临床报道还不多。

（四）采取综合防治措施，治疗相关危险因素

1. 调脂治疗　高血压伴有血脂异常可增加心血管病发生危险。血压或非高血压者调脂治疗对预防冠状动脉事件的效果是相似的。一级预防和二级预防分别使脑卒中危险下降15% 和 30%。我国完成的 CCSPS 研究表明，调脂治疗对中国冠心病的二级预防是有益的。调脂治疗参见新的中国血脂异常防治指南。

2. 抗血小板治疗　对于有心脏事件既往史或心血管高危患者，抗血小板治疗可降低脑卒中和心肌梗死的危险。

对高血压伴缺血性血管病或心血管高危因素者血压控制后可给予小剂量阿司匹林。

3. 血糖控制　高于正常的空腹血糖值或糖化血红蛋白（HbAlc）与心血管危险增高具有相关性。UKPDS 研究提示强化血糖控制与常规血糖控制比较，虽对预防大血管事件不明显，但却明显减低微血管并发症。治疗糖尿病的理想目标是空腹血糖 ≤ 6.1mmol/L 或 HbA1c ≤ 6.5%。

4. 微量白蛋白尿 近年来随着对微量白蛋白尿（microalbuminuria，MAU）的不断认识，其临床意义越来越受到重视。肾脏的病变，如微量白蛋白尿的出现，是肾脏血管内皮功能障碍的标志，同时也是全身其他部位（心脏、脑）血管病变的一个反映窗口。神经体液因素不断作用于心血管疾病高危患者的大、小血管，引发高血压、动脉硬化、冠心病，内皮损伤及炎症反应导致随后发生靶器官损害，产生蛋白尿、心力衰竭等。MAU 已明确作为包括糖尿病（DM）、高血压及其他慢性肾脏疾病（CKD）患者甚至普通人群心血管并发症、肾脏疾病预后及死亡的独立预测因子，K/DOQI 指南已将尿白蛋白的检测列为 CKD 高危人群的筛查指标。RAS 抑制药通过抑制异常激活的神经体液因子、保护内皮来干预危险因素，明显改善了高危患者的预后，体现在肾脏保护作用、减少微量蛋白尿、改善代谢综合征、降低新发糖尿病，以及保护心脏功能、治疗心肌梗死和心力衰竭等方面。

（五）高血压治疗中存在的问题

高血压治疗尽管取得了较快发展，但在治疗效果、治疗策略、治疗药物与方案，以及临床实践方面仍面临许多问题和挑战。

1. 血压水平对高血压患者来说是否代表一切 血压水平对于相关并发症来说，既是一种危险性标志，又是致病危险因素，然而在临床实践中发现，单纯血压水平本身并不是一个敏感和特异的判断预后的指标。心脑血管病从绝对数上更多的常发生在所谓的正常血压者中，血压升高者仅占人群的一部分；更为重要的是血压升高通常不是孤立存在，常伴随一些其他危险因素（如血糖升高、血脂异常等），血压升高增强了其他危险因素的有害作用。不应当孤立地看待高血压。高血压是一个危险因素，而不是一种疾病。危险因素就是一种特征，血压也是一种特征。

2. 血压是否降得越低越好 中国高血压指南明确指出：血压降低阈值应以个体化治疗为原则，依据总体心血管危险水平而定，以患者可耐受，不出现心、脑、肾等脏器灌注不足表现作为降压的底线。

3. 血压是否降得越快越好 快速降压时，无力、疲惫和头晕等不良反应及缺血事件的发生率显著升高，患者的依从性和顺应性也会下降。除非高血压急症患者伴有严重的临床症状，需要在严密监测下采用静脉用药的手段，在可控的条件下把血压比较快地降下来，一般 48h 内 SBP 降低不超过 20mmHg。在绝大多数情况下，平稳和缓慢降压是管理血压的最佳方式。

临床上应采取平稳和缓的高质量降压治疗策略，1～3 个月内达标。合理选择降压药物，强效而平稳地降压会给患者带来更多获益。良好地控制服药后20～24h 血压，可能带来显著临床获益。

（六）降压治疗中的常见错误概念

（1）应该认识到高血压是当前最常见的心血管病。若不进行治疗，任其自然发展，则会明显加快动脉粥样硬化进程。研究表明，收缩压降低 10mmHg，脑卒中的危险就降低 56%，冠心病的危险性下降 37%。因此，必须及时、有效地把血压控制在正常水平。

（2）血压的高度与并发症相关，而与患者自身症状不一定相关。即使没有症状，高血压对患者脏器的损害也是持续存在的。因此，必须及时治疗，且要早期治疗。

（3）用药应根据患者病情、血压严重程度、并发症等进行个体化治疗。高血压急症应选用快速降压药；控制血压应选用长效且效果平稳的降压药，一种药物效果不满意则需就诊，增加剂量或联合用药，有并发症时应选用对相应靶器官有保护作用的药物。

（4）应该认识到所有降压药都只在服用期间才有效。如果血压正常就停药，那么血压或早或晚都会恢复到服药前水平。降压药需长期服用。必须选择合适的药物，将血压控制在合适的范围内，才能减少对身体的危害。

（5）高血压是一个长期的缓慢过程，人体对此具有一定的调节能力，可以逐渐适应。所以相当部分患者没有不适的感觉。所以除了高血压急症之外，降压治疗应缓慢进行，不能操之过急。如果超出了调节范围，重要的脏器血流量不能保证，反而会造成头晕、心悸等不适。高血压患者在确诊前有很长时间已经处于高血压状态而患者并不知晓，因此，我们一般希望比较和缓地把他们的血压降至达标，以免发生直立性低血压、血压波动大或者跌倒等其他不良反应。我们认为 1~3 个月内使患者血压达标比较理想。

第二节　继发性高血压病

继发性高血压亦称症状性高血压，此种高血压存在明确的病因，高血压为其临床表现之一。继发性高血压在所有高血压患者中约占 5%～10%。继发性高血压本身的临床表现和危害性，与原发性高血压甚相似。因此当原发病的其他症状不多或不太明显时，容易被误认为原发性高血压。由于继发性高血压和原发性高血压的治疗方法不尽相同，且有些继发性高血压的病因是可以去除的，因此在临床工作中，两者的鉴别关系到是否能及时正确地进行治疗，很为重要。

一、病因

引起继发性高血压的原因，可有以下各种。

（一）肾脏疾病

肾脏疾病引起的高血压，是继发性高血压中最常见的一种，称为肾性高血压。包括：①肾实质性病变，如急性和慢性肾小球肾炎、慢性肾盂肾炎、妊娠高血压疾病、先天性肾脏病变（多囊肾、马蹄肾、肾发育不全）、肾结核、肾结石、肾肿瘤、继发性肾脏病变（各种结缔组织疾病、糖尿病性肾脏病变、肾淀粉样变、放射性肾炎、创伤和泌尿道阻塞所致的肾脏病变）等。②肾血管病变，如肾动脉和肾静脉狭窄阻塞（先天性畸形、动脉粥样硬化、炎症、血栓、肾蒂扭转）。③肾周围病变，如炎症、脓肿、肿瘤、创伤、出血等。

（二）内分泌疾病

肾上腺皮质疾病，包括皮质醇增多症（库欣综合征）、原发性醛固酮增多症、伴有高血压的肾上腺性变态综合征和肾上腺髓质的嗜铬细胞瘤、肾上腺外的嗜铬细胞肿瘤都能引起继发性高血压。其他内分泌性的继发性高血压包括垂体前叶功能亢进（肢端肥大症）、甲状腺功能亢进或低下、甲状旁腺功能亢进（高血钙）、类癌和绝经期综合征等。内分泌疾病伴有高血压的并不少见。继发性高血压也可由外源性激素所致：雌激素（女性长期口服避孕药）、糖皮质激素、盐皮质激素、拟交感胺和含酪胺的食物和单胺氧化酶抑制剂等。

（三）血管病变

如主动脉缩窄、多发性大动脉炎等。主要引起上肢血压升高。

（四）其他

睡眠呼吸暂停综合征和各种药物引起的高血压等。

二、发病机制和病理

肾性高血压主要发生于肾实质病变和肾动脉病变。前一类肾脏病理解剖的共同特点是肾小球玻璃样变性、间质组织和结缔组织增生、肾小管萎缩和肾细小动脉狭窄：说明肾脏既有实质性损害也有血液供应不足这两种情况同时存在，后者为肾内血管病变所引起。后一类则病变在肾动脉，主要引起肾脏血流灌注的固定性减少。在以上病变造成肾缺血缺氧的情况下，肾脏可以分泌多种增高血压的因子，主要是肾小球旁细胞分泌大量肾素。过多的血管紧张素 II 通过直接收缩血管作用、刺激醛固酮分泌导致水钠潴留和兴奋交感神经系统使血压增高。高血压反过来又可引起肾细小动脉病变，加重肾脏缺血。这样互相影响，使血压持续增高。

皮质醇增多症时的高血压，是下丘脑 – 垂体分泌 ACTH 样物质刺激肾上腺皮质增生或肾上腺皮质自身发生肿瘤，使调节糖类和盐类的肾上腺皮质激素分泌增多，导致水钠潴留所致。嗜铬细胞瘤通过释放过量儿茶酚胺引起患者血压阵发性或持续性增高。原发性醛固酮增多症为肾上腺皮质增生或肿瘤所致的醛固酮自主性分泌过多，可导致体内钠和水潴留，进而使有效血容量增加和高血压。

肾上腺性变态综合征的高血压，是 $C_{11\beta}$ 羟化酶失常致 11 去氧皮质醇及 11 去氧皮质酮增多的结果。也可由于 $C_{17\alpha}$ 羟化酶不足而皮质醇及性激素减少，11 去氧皮质酮、皮质酮及醛固酮分泌增多所致。

甲状旁腺功能亢进患者约 1/3 有高血压，此与该病血钙增高引起肾结石、肾钙质沉积、间质性肾炎、慢性肾盂肾炎等肾脏病变有关。血钙增高对血管也有直接的收缩作用。有些患者的高血压在血钙纠正后消失。垂体前叶功能亢进症和糖尿病中，高血压较无此种疾病的人群中多数倍。绝经期综合征的高血压可能与卵巢功能减退，雌激素对大脑皮质、自主神经中枢的调节和对垂体的抑制减弱有关。

先天性主动脉缩窄和多发性大动脉炎，可在主动脉各段造成狭窄，如狭窄发生于主动脉弓的末部至腹主动脉分叉之间，其所引起的体循环血流变化可使下肢血液供应减少而血压降低，大量血液主要进入狭窄部位以上的主动脉弓的分支，因而头部及上肢的血液供应增加而血压升高。由于狭窄部位以下的降主动脉与腹主动脉供血不足，且肾动脉的血液供应也不足，遂使肾脏缺血的因素亦参与了这类疾病高血压的形成。

睡眠呼吸暂停综合征表现为睡眠中上呼吸道反复发生的机械性阻塞，其中至少一半人血压增高，经手术或鼻持续气道正压治疗血压可下降。

许多药物可以引起或加重高血压。免疫抑制剂如环孢素和糖皮质激素可使高达 80% 的接受器官移植者血压升高。非甾体类抗炎药和 COX – 2 抑制剂通过其抗肾脏前列腺素的作用使血压增高。高原病伴有的高血压，主要与高原气压及氧分压低致组织缺氧有关。

三、临床表现

继发性高血压的临床表现主要是有关原发病的症状和体征，高血压仅是其中的表现之一。但有时也可由于其他症状和体征不甚显著而使高血压成为主要表现。继发性高血压患者的血压特点可与原发性高血压甚相类似，但又各有自身的特点。如嗜铬细胞瘤患者的血压增高常为阵发性，伴有交感神经兴奋的症状，在发作间期血压可以正常；而主动脉缩窄患者的高血压可仅限于上肢。

四、诊断和鉴别诊断

对下列高血压患者应考虑继发性高血压的可能：①常规病史、体检和实验室检查提示患者有引起高血压的系统性疾病存在。②20 岁之前开始有高血压。③高血压起病突然，或高血压患者原来控制良好的血压突然恶化，难以找到其他原因。④重度或难治性高血压。⑤靶器官损害严重，与高血压不相称，宜进行深入仔细的病史询问，体格检查和必要的实验室检查。

在病史询问中，应特别注意询问各种肾脏病、泌尿道感染和血尿史、肾脏病家族史（多囊肾），有无发作性出汗、头痛与焦虑不安（嗜铬细胞瘤），肌肉无力和抽搐发作（原发性醛固酮增多症）等。体检中注意有无皮质醇增多症的外表体征、有无扪及增大的肾脏（多囊肾）、腹部杂音的听诊（肾血管性高血压），心前区或胸部杂音的听诊（主动脉缩窄或主动脉病），以及股动脉搏动减弱、延迟或胸部杂音，下肢动脉血压降低（主动脉缩窄或主动脉病），神经纤维瘤性皮肤斑（嗜铬细胞瘤）等。靶器官损害的体征包括有无颈动脉杂音，运动或感觉缺失，眼底异常，心尖搏动异常，心律失常，肺部啰音，重力性水肿和外周血管病变的体征。除常规实验室检查外，根据不同的病因选作下列实验室检查项目：血浆肾素、血管紧张素、醛固酮、皮质醇、儿茶酚胺，主动脉和肾血管造影、肾上腺 B 型超声波或 CT、核素检查等。

（一）肾实质性疾病

肾实质性高血压是最常见的继发性高血压，以慢性肾小球肾炎最为常见，其他包括结构性肾病和梗阻性肾病等。应对所有高血压患者初诊时进行尿常规检查以筛查除外肾实质性高血压。体检时双侧上腹部如触及块状物，应疑为多囊肾，并作腹部超声检查。目前超声检查在肾脏的解剖诊断方面几乎已经完全取代了静脉肾盂造影，可以提供有关肾脏大小和形态、皮质厚度，有无泌尿道梗阻和肾脏肿块的所有必要的解剖学资料。功能方面的筛选试验包括尿蛋白、红细胞、白细胞和血肌酐浓度。应当对所有高血压患者进行这些检查。如多次复查结果正常，可以排除肾实质疾病；如有异常，应进一步作详细检查。

（二）肾血管性高血压

肾血管性高血压是继发性高血压的第二位原因，系由一处或多处的肾外动脉狭窄所致。老年人肾动脉狭窄多由动脉粥样硬化所致。在我国，大动脉炎是年轻人肾动脉狭窄的重要原因之一。纤维肌性发育不良症状较少见。突然发生或加重、难治的高血压提示肾动脉狭窄的存在。肾动脉狭窄的表现包括腹部血管杂音、低血钾和肾功能进行性减退。彩色多普勒超声可以发现肾动脉狭窄，尤其是接近血管开口处的病变。并能确定有助于预测介入治疗效果的阻力指数。三维增强磁共振血管造影也有助于肾血管性高血压的诊断。螺旋 CT 诊断肾血管性高血压的敏感性也相似。肾动脉狭窄的确诊性检查是动脉内血管造影。肾静脉肾素比值需要多次侵入性导管检查，操作复杂，敏感性和特异性不高，目前不作为筛选试验推荐。

（三）嗜铬细胞瘤

嗜铬细胞瘤是一种少见的继发性高血压（占所有高血压患者的 0.2%～0.4%），可为遗传性或获得性。嗜铬细胞瘤患者约 70% 有高血压，为稳定性或阵发性（伴有头痛、出汗、心悸和苍白等症状）。诊断根据血浆或尿中儿茶酚胺或其代谢产物增多。在进行旨在定位肿瘤的功能显像检查之前，应当进行药物试验以获得支持诊断的依据。敏感性最高（97%～98%）的试验是血浆游离甲氧基肾上腺素的测定加上尿甲氧基肾上腺素片段（fractionated metanephrines）的测定。但由于目前血浆游离甲氧基肾上腺素的测定尚未常规用于诊断，因此尿甲氧基肾上腺素片段和尿儿茶酚胺仍然是首选的诊断试验。很高的测定值则无需进一步检查即可作出诊断；如测定值为中等升高，尽管临床高度怀疑嗜铬细胞瘤，仍有必要用胰高糖素或可乐定作激发或抑制试验；当试验结果为边缘时，许多临床医师愿意直接进入影像学检查。胰高糖素试验必须在患者已经有效地接受 α 受体阻滞剂治疗之后实施，以防注射胰高糖素后发生显著的血压下降。给予可乐定后血浆儿茶酚胺水平显著下降被视为可乐定抑制试验阴性。作出定性诊断后，还需要进行定位诊断。95% 位于肾上腺附近，因为常常是体积较大的肿瘤，因此有时可通过超声检查而被发现。CT 和磁共振是最敏感的检查手段（敏感性为 98%～100%），但后者的特异性较低（50%）。

（四）皮质醇增多症

高血压在本病十分常见，约占 80%。患者典型的体形常提示本病。可靠指标是测定 24h 尿氢化可的松水平，>110nmol（40ng）高度提示本病。确诊可通过 2d 小剂量地塞米松抑制试验（每 6h 给予 0.5mg，共 8 次）或夜间（夜 11 时给予 1mg）地塞米松抑制试验。2d 试验中第二天尿氢化可的松排泄超过 27nmol（10ng）或夜间地塞米松抑制试验中次日 8 时血浆氢化可的松水平超过 140nmol（50ng）提示本病，而结果正常可排除本病。最近也有采用后半夜血清或唾液氢化可的松作为诊断的更简单指标。本症的分型可采用进一步实验室和影像学检查。

（五）原发性醛固酮增多症

血清钾水平的检测是原发性醛固酮增多症的重要筛查试验，但只有少数患者会在本症的早期有低血钾。病因方面，30% 为肾上腺腺瘤（多见于女性），70% 为肾上腺皮质增生，罕见的是肾上腺癌。血压可轻度增高，亦可为显著增高而难以用药物控制。对难治性高血压和不能激发的低血钾患者要考虑原发性醛固酮增多症。进一步证实可通过氟可的松抑制试验（给予激素 4 天不能使血浆醛固酮水平降至阈值以下）以及标准状况下测定的醛固酮和肾素。也可测定醛固酮/肾素比值。但老年人也可有醛固酮增高和肾素降低。而且慢性肾病患者醛固酮/肾素比值也可增高，系因高血钾刺激醛固酮释放所致。一项荟萃分析的结果显示，本症患者醛固酮/肾素比值增高者在不同研究中所占比例的变化很大，从 5.5% 到 39%，因此其临床使用价值尚有争议。肾上腺显影（目前常用 CT、磁共振或放射性核素胆固醇标记技术）也有一定的使用价值。

（六）主动脉缩窄

先天性主动脉缩窄或多发性大动脉炎引起的降主动脉和腹主动脉狭窄，都可引起上肢血压增高，多见于青少年。本病的特点常是上肢血压高而下肢血压不高或降低，且上肢血压高于下肢，形成反常的上下肢血压差别（正常平卧位用常规血压计测定时下肢收缩压读数较上肢高 20~40mmHg）。下肢动脉搏动减弱或消失，有冷感和乏力感。在胸背和腰部可听到收缩期血管杂音，在肩胛间区、胸骨旁、腋部和中上腹部，可能有侧支循环动脉的搏动、震颤和杂音。多发性大动脉炎在引起降主动脉或腹主动脉狭窄的同时，还可以引起主动脉弓在头臂动脉分支间的狭窄或一侧上肢动脉的狭窄，这时一侧上肢血压增高，而另一侧血压则降低或测不到，应予注意。影像学检查（超声和放射学检查）可确立诊断。

（七）睡眠呼吸暂停综合征

又称阻塞性睡眠呼吸暂停综合征（OSAS），特点是睡眠中上呼吸道吸气相陷闭引起呼吸气流停顿的反复发生，氧饱和度下降。对肥胖者，特别是伴有难治性高血压者应疑及本症的存在。对动态血压监测显示为"非杓型"者，应作呼吸监测。患者的体征包括白天嗜睡、注意力难以集中、睡眠不安、睡眠中呼吸发作性暂停、夜尿、易激惹和性格变化、性功能减退等。一旦怀疑本病，应作进一步检查。呼吸监测是诊断的主要工具。本症可通过兴奋交感神经、氧化应激、炎症和内皮功能障碍等机制对心血管功能和结构产生有害影响。本症可在相当一部分患者中引起血压增高，机制可能是心血管反射性调节机制的损伤和血管内皮功能障碍。

（八）药物诱发的高血压

升高血压的药物有甘草、口服避孕药、类固醇、非甾体抗炎药、可卡因、安非他明、促红细胞生成素和环孢素等。

五、治疗

继发性高血压的治疗，主要是针对其原发病。对原发病不能根治手术或术后血压仍高者，除采用其他针对病因的治疗外，对高血压可按治疗原发性高血压的方法进行降压治疗。

有关肾血管性高血压的治疗，目前认为：①顽固性高血压和肾功能进行性下降是血管重建的指征。②介入治疗已较手术血管重建更多选用。③对肌纤维发育不良者，选用单纯血管成形术成功率高、血压控制好，而对动脉粥样硬化性病变，再狭窄发生率较高，需加放置支架。④介入治疗的效果优于药物治疗，但药物治疗仍然十分重要。如果肾功能正常、血压得到控制、肾动脉狭窄不严重，或高血压病程较长，则首选药物治疗。由于动脉粥样硬化病变有进展的高度危险，仍然需要强化生活方式的改变、小剂量阿司匹林、他汀类药物和多种降压药治疗。降压药宜选用噻嗪类利尿剂和钙拮抗剂，如无双侧肾动脉狭窄，尚可加用肾素-血管紧张素抑制剂。主要危险是狭窄后部位血流灌注显著减少导致的肾功能急性恶化和血清肌酐增高，常见于给予肾素-血管紧张素抑制剂后，但血清肌酐的变化可在撤药后恢复正常。

嗜铬细胞瘤的治疗是切除肿瘤。手术前，患者必须充分准备，包括给予 α 受体阻滞剂和 β 受体阻滞剂（前者足量给药后），然后给予手术切除，常用腹腔镜指导，此前给予足量补液，以免容量不足。

对原发性醛固酮增多症，通过腹腔镜切除腺瘤，术前给予醛固酮拮抗剂（如螺内酯或依普利酮）。对肾上腺增生，给予醛固酮拮抗剂治疗。

主动脉缩窄患者在手术修复或安置支架后，高血压可仍然存在，患者可能需要继续服用降压药。

睡眠呼吸暂停综合征合并高血压的治疗，包括肥胖者减轻体重，以及使用正压呼吸装置。

第三节　顽固性高血压病

高血压是一组基于血管和心脏结构与功能发生病理生理变化而表现为以血压水平持续升高为特征的临床综合征。无论收缩压和（或）舒张压的升高均将显著促进主要心脑血管和肾脏疾病的发生和发展，导致心、脑及肾的不良临床转归风险大大增加。大量的临床研究已经证实，有效而长期地控制高血压患者的血压水平，能够显著降低高血压相关的疾病负担，延长高血压患者的寿命，提高高血压患者的生存质量。然而，不论在北美和欧洲，高血压患者的血压控制达标率仍然不够理想，超过一半以上的高血压患者的血压水平尚未控制到至少 <140/90mmHg，根据 2002 年的调查结果，中国的高血压患者人口数已超过 1.6 亿人，但高血压治疗率仅 24%，血压控制率仅 6.1%。

顽固性高血压，亦称为抵抗性高血压或难治性高血压，是导致降压治疗失败的一个因素。临床上对顽固性高血压的诊断很常见，而不适当地应用顽固性高血压的定义将影响高血压的临床诊治行为而不会有助于血压控制的改善；另一方面，对顽固性高血压的正确诊断将有助于成功地治疗高血压。

一、顽固性高血压的定义

2005 年中国高血压防治指南提出，高血压患者应用改善生活方式和至少 3 种药物治疗仍不能将收缩压和舒张压控制在目标水平（140/90mmHg）时，称为顽固性（难治性）高血压。

2008 年美国心脏协会将顽固性高血压定义为同时服用接受了 3 种不同作用机制的足量降压药物，其中包括一种利尿剂的降压治疗，而血压仍在控制目标水平之上（一般高血压患者 >140/90mmHg，糖尿病和慢性肾病患者 >130/80mmHg），或至少需要 4 种足量药物才能使血压达标者。

对于老年单纯性收缩期高血压患者，如果经过足够剂量 3 种抗高血压药物治疗后，其收缩压仍未降到 160mmHg 以下者，也称为顽固性（难治性）高血压。

二、顽固性高血压的流行病学和临床特点

顽固性高血压患者往往血压较高、病程较长、心脑血管并发症较多，是引起高血压人群严重并发症和死亡的最危险组分。迄今为止，国际上有关顽固性高血压流行病学的准确资料很少，然而，根据来自大规模国际多中心临床试验数据的估计，临床实践中顽固性高血压并不少见。

我国尚未有专门针对顽固性高血压的流行病学调查数据，估计顽固性高血压患者占我国

高血压患者的 5% ~ 20%。美国 Framingharm 心脏研究的横断面分析显示，已经接受降压治疗的高血压患者中血压水平 < 140/90mmHg 仅占 48%，而老年（75 岁以上）患者中不到 40%。全美营养健康调查（NHANES）分析显示，所有正在接受治疗的高血压患者中只有 53% 的人能将血压控制在 < 140/90mmHg，合并慢性肾病的患者中只有 37% 的患者血压控制在 < 130/80mmHg，合并糖尿病的只有 25% 血压控制在 < 130/85mmHg。尽管并不是所有未控制的高血压都是顽固性高血压，但是在 ALLHAT 研究中，约 50% 的患者需用 3 种或 3 种以上降压药血压才能得到控制，实际上，仍然有 27% 的受试者服用 3 种药物后血压水平仍 > 140/90mmHg。提示在严格实施的降压药物临床研究中真正意义上的顽固性高血压可超过 20%。在 CONVINCE 研究中，接受了 3 种以上的降压药物治疗后，血压水平未达标者占 18%。VALUE 研究中，15% 的高血压受试患者接受 3 种或 3 种以上降压药物治疗后血压控制仍不满意。由于在临床试验招募受试患者时，常常将已经服用 2 种药物而血压仍然 > 160/100mmHg 的高血压患者排除在外。因此，来自临床试验的数据往往低估了真实世界里顽固性高血压的患病率。最新发表的一组数据来自意大利，这个迄今为止最大样本的队列观察研究显示，约 53 000 例高血压患者中血压控制率仅为 22%，在接受了包括利尿剂在内的 3 种降压药物治疗患者中，血压 > 140/90mmHg 的患者达 39%。另一个来自西班牙的队列研究，对 52 000 例未接受降压药物治疗或新诊断的高血压患者采用动态血压监测评估降压药物的疗效，结果显示，即使使用 3 种或 3 种以上的药物治疗，仍然有 12% 的患者血压未获得控制。

顽固性高血压在基础血压水平较高、盐分摄入过多以及 60 岁以上的老年人中多见，尤其在老年患者以收缩压持续升高难以控制为著。顽固性高血压常常同时合并存在左心室肥厚、糖尿病、血脂异常、过量饮酒、体重超重或肥胖、阻塞性睡眠呼吸暂停综合征以及吸烟等心血管疾病危险因素，因而，顽固性高血压患者发生充血性心力衰竭、脑卒中、心肌梗死和肾功能不全等严重心、脑、肾不良临床转归事件的风险远远高于普通高血压患者。

顽固性高血压的遗传学资料很少，并且还存在争议，但有限的研究提示，表达上皮细胞钠通道（ENaC）、β 和 γ 亚基的基因突变（Liddle 综合征）和 CYP3A5 酶（2 型 11β 羟化固醇脱氢酶）等位基因变异可能通过对水盐代谢的影响，导致临床上的顽固性高血压表现。尽管研究的样本量很小，但这些结果将有助于推动和治疗与药物抵抗相关基因型的研究，深入研究和确定基因型与现行药物疗效的关系，从而发现顽固性高血压治疗的新靶标。

三、顽固性高血压的原因

在临床实践中，顽固性高血压可分为 4 类：①假性抵抗。②药物治疗方案不当。③未能坚持治疗或食用导致血压升高的物质。④继发性高血压。总结而言，常见可能导致顽固性高血压的因素如下。

1. 医生相关的因素 ①血压测量不当。②抗高血压药物使用不当。③剂量不足。④不适合的联合降压药物方案。⑤医生惰性（血压未控制时不调整药物或加大剂量）。⑥医患沟通不良。⑦治疗计划复杂，特别是同时合并使用多种药物，或者降压药物服用时间过于纷杂。

2. 患者相关的因素 ①白大衣效应。②药物相关的不良反应。③患者教育不足。④同时口服避孕药。⑤同时使用抗炎药物或拟交感胺类药物。⑥长期使用类固醇。⑦记忆或精神问题以及认知障碍（老年人）。⑧药物花费超过支付能力。

3. 其他因素　①阻塞性睡眠呼吸暂停综合征。②慢性肾病。③原发性或继发性醛固酮增多症。④严重动脉粥样硬化疾病（老年人动脉钙化）。⑤主动脉瓣硬化伴显著关闭不全。

（一）假性抵抗

血压测量方法的不正确，包括测量前未让患者静坐、血压计袖带过窄过短是假性高血压的最常见原因。患者对降压治疗的依从性差可导致"假性顽固性高血压"。

在 5~10 年随访期间，对降压治疗依从性良好的患者比例不足 40%。在原发性高血压的治疗中，约 2/3 的顽固性高血压可归为对治疗的依从性差。患者不依从的常见原因有药物的不良反应、经济支付能力、对治疗效果的怀疑、药物种类多、用法不一等。此外，由于缺乏高血压病的知识，认为疾病好转而自行停药或减量、忘记服药、不知道高血病需长期服药而造成治疗不规律，也有的患者听信公众传媒中的广告宣传，采用一些疗效不能肯定的偏方、秘方。还有医源性因素如治疗方案太复杂，医患沟通不良，对医生缺乏足够信任等也是导致血压波动和血压控制不理想的重要原因。

白大衣高血压为假性抵抗的另一原因，在顽固性高血压中占 20%~30%。诊所外药物控制良好的慢性高血压可由于白大衣效应叠加而造成假性抵抗性高血压。转诊到高血压专家门诊的患者中半数为假性抵抗，动态血压监测能够明确白大衣高血压的诊断。越来越多的证据表明，白大衣高血压患者即使在多种药物联合治疗后的诊所血压仍 >140/90mmHg，但是只要动态血压监测中平均日间血压 <135/85mmHg，仍然提示患者已得到妥当治疗，预后良好。

（二）降压药物治疗方案不当

约 50% 的顽固性高血压是由于降压药物治疗方案不佳或剂量不足、疗程过短而产生的。许多顽固性高血压患者是前后使用超过 3 种的降压药物，剂量未达到足量，疗程也不够长，不能轻易认为无效，有些顽固性高血压患者仅仅需要改善联合用药，增加药物剂量后就可以使血压达标。

顽固性高血压患者常有容量负荷过重，需要特别强调利尿治疗的重要性，大约有 60% 此类患者对加用利尿剂或增加利尿剂的剂量治疗有效。缺乏适当的利尿剂治疗，包括无利尿剂，肾功能受损患者使用低剂量噻嗪类利尿剂，或短效襻利尿剂使用间隔过长（如每日 1 次呋塞米）均是降压药物抵抗的常见原因。显著肾功能受损亦可表现在血清肌酐浓度在 106~123.7μmol/L 范围或者更低水平，特别是在老年骨骼肌总量小的患者。为了避免这个隐藏的危险，可根据血清肌酐浓度、年龄、体重以及点尿标本测定的尿白蛋白/肌酐比值，同时采用公式计算肾小球滤过率，将其作为常规评估每个高血压患者的基本指标之一。药物治疗的其他常见缺陷包括依赖单药治疗和剂量不足。

（三）其他合并药物治疗或饮食干扰

升高血压的一些药物如非甾体消炎药（NSAIDs）包括阿司匹林和选择性环氧化酶抑制剂、选择性 COX-2 抑制剂、拟交感神经药物、中枢兴奋剂（安非他命，哌甲酯）、口服避孕药、促红细胞生成素、环孢素、天然甘草及植物药如麻黄碱。

非甾体消炎药（包括阿司匹林）、选择性环氧合酶 2（COX-2）抑制剂等非麻醉性镇痛剂，可能是最为常见的妨碍血压控制的药物。NSAID 可使平均动脉压增高约 5mmHg，可阻碍利尿剂、血管紧张素转换酶抑制剂、血管紧张素受体拮抗剂以及β受体阻滞剂等数种药物的降压作用。对乙酰氨基酚有小幅升压作用，在顽固性高血压患者的疼痛治疗中，选择对乙酰氨基酚要优于 NSAID，并在疼痛缓解后尽可能停用。

还有一些与患者行为相关的顽固性高血压常见原因：屡教不改的不良生活方式（肥胖、高盐饮食、过多酒精摄入），或习惯使用具有升压作用的物质，如烟草、可卡因、甲基苯丙胺或草药制品等。

（四）继发性高血压

继发性高血压的最常见病因是未觉察的慢性肾脏疾病和原发性醛固酮增多症。

1. 慢性肾脏病变　美国 NHANES 分析高血压患者 16 589 人资料中，血肌酐高于 141μmol/L（1.6mg/dl）者占 3%。尽管用了 3 种降压药，但血压 < 130/80mmHg 者不足 15%。

2. 肾动脉狭窄　20% 的高血压患者有单侧或双侧肾动脉狭窄（阻塞 ≥70%）。肾动脉狭窄是顽固性高血压的常见原因，尤其老年人如此。50 岁以上的继发性高血压患者中 12.7% 为肾动脉狭窄。美国人 90% 的肾动脉狭窄是由动脉粥样硬化引起（但中国人肾动脉狭窄与西方不同，年轻人肾动脉狭窄多由大动脉炎引起，老年人多由动脉粥样硬化引起）。

3. 原发性醛固酮增多症　近来研究提示原发性醛固酮增多症是高血压的常见原因。有研究提示高血压人群中原发性醛固酮增多症占 6.1%，在顽固性高血压中原发性醛固酮增多症约占 20%。

4. 嗜铬细胞瘤　嗜铬细胞瘤占高血压人群的 0.1% ~ 0.6%。阵发性血压升高是典型的临床表现。

5. 库欣综合征　库欣综合征有 70% ~90% 患者有高血压表现。

6. 其他　主动脉夹层、主动脉缩窄、甲状腺功能亢进、颅内肿瘤等。这些疾病尽管均有相应的临床特征，但是在没有明确诊断前，临床上可能以治疗困难的高血压为主要表现。

四、顽固性高血压的临床治疗

1. 非药物性建议　改善生活方式，包括减轻体重、限盐、减少酒精摄入、增加体育锻炼、高纤维低脂饮食等。

2. 对继发性高血压的治疗　对于有阻塞性睡眠呼吸暂停的患者，虽然相关临床研究的结果并不统一，但持续气道正压通气（continuous positive airway pressure，CPAP）有可能改善其血压控制情况，尤其重度睡眠呼吸暂停和已接受降压治疗的患者获益最明显。经皮血管成形术在绝大多数情况下可改善肾动脉纤维肌性狭窄导致的高血压，因而成为肾动脉狭窄合并高血压患者的推荐治疗选择，但术后 1 年有 20% 以上的再狭窄率。目前正在进行的肾动脉狭窄心血管后果（cardiovascularoutcomes for renal atherosclerotic lesions，CORAL），研究有望更准确地评价经皮肾动脉扩张、支架置入术加药物治疗与单独药物治疗对肾动脉狭窄患者长期心血管事件的影响。

3. 药物治疗　建议顽固性高血压患者接受有效的多药联合治疗方案。但随药物数量、治疗剂量复杂性及费用的增加，患者的治疗依从性容易下降，因此应尽可能简化方案，可采用每日 1 次的长效复合制剂。动态血压监测的研究提示，睡前至少服用一种降压药物可使 24h 血压水平得到较好的控制，并可降低夜间收缩压及舒张压。对于药物选择的具体建议如下。

（1）停用干扰药物：升高血压的药物，如非甾体消炎药（NSAIDs），对于顽固性高血压患者如果可能应予以停用或减量。

（2）利尿治疗：根据高血压专科门诊对顽固性高血压的评估报道，治疗抵抗部分与利尿剂使用不足有关。梅奥诊所的研究者通过测量顽固性高血压患者的心排血量、血管阻力、血管内容积等发现治疗抵抗者常有潜在的容积扩张。对于这类患者，加用或调整利尿剂后可减少血浆容量，使血压得到有效控制，也可减少所需降压药物的数量。对于大多数患者，使用长效噻嗪类利尿剂最有效。一项研究通过盲法比较氢氯噻嗪（50mg qd）与氯噻酮（25mg qd）显示，氯噻酮能更明显地降低24h动态血压，尤其是夜间血压，所以建议在顽固性高血压患者中使用氯噻酮。对于慢性肾病（肌酐清除率＜30ml/min）患者，襻利尿剂对血容量和血压的控制可能是必需的。由于呋塞米作用时间短通常需要每日2次以上给药，因而建议可用长效襻利尿剂，如托拉塞米替代。

（3）联合用药：大量研究提示，联合使用两种不同种类的药物，可获得累加的降压效果，特别是对于噻嗪类利尿剂。然而，目前针对3种或更多药物联合治疗的研究甚少，依据经验或非对照试验而言，加用不同作用机制的药物较为合适，如ACE抑制剂/血管紧张素Ⅱ受体拮抗剂（ACEI/ARB）、钙拮抗剂与噻嗪类利尿剂的三联组合，其降压效果及患者耐受性均较好。但是联用3种或更多药物必须考虑：先前的获益、不良事件史、加用其他药物的情况如慢性肾脏病或糖尿病以及患者的经济情况等。

降压药物联合治疗方案须在选择联合的降压药物之间具有协同降压的作用机制。已有研究证实使用调控异常活化的肾素-血管紧张素系统作用的药物（如ACE抑制剂或ARB），与扩张血管的药物（如钙拮抗剂、α受体阻滞剂）或噻嗪类利尿剂组成联合降压治疗方案，能获得更强的血压控制。ACCOIPLISH研究表明，研究开始时已经接受常规降压治疗的高血压患者中，仅有30%左右获得血压控制，然而，研究结束时，不论接受ACE抑制剂加利尿剂或钙拮抗剂治疗，＞80%的患者血压均控制达标。新的研究显示出令人鼓舞的结果：对难治的高血压患者，奥美沙坦与钙拮抗剂或利尿剂的联合治疗方案以及ACE抑制剂依那普利+钙拮抗剂乐卡地平均具有明显的降压优势，血压控制率可达到80%~90%。

（4）醛固酮受体拮抗剂和保钾利尿剂：对于已接受多种药物联合治疗者，加用醛固酮受体拮抗剂（如螺内酯、依普利酮）或保钾利尿剂阿米洛利，可进一步降低血压，且这些药物的安全性及患者耐受性一般良好。在一项小规模研究，76例顽固性高血压患者平均服用4种降压药，加上1种醛固酮受体拮抗剂，使血压进一步降低，平均降低收缩压25mmHg，舒张压12mmHg。但在加用时应注意监测血钾。

ASCOT-BPLA研究中已经显示，在钙拮抗剂+ACE抑制剂或β受体阻滞剂+噻嗪类利尿剂的基础上联合α受体阻滞剂多沙唑嗪仍未能获得血压控制的顽固；性高血压患者，绝大多数接受了螺内酯治疗。在这组多种药物联合治疗无反应的顽固性高血压患者中，螺内酯能有效地降低血压，从156.9/85.3mmHg降低至、135.1/75.8mmHg。另有研究表明，螺内酯治疗顽固性高血压患者6个月后，患者血压水平平均降低达25mmHg。最近已有初步的证据显示，顽固性高血压患者使用螺内酯治疗后，诊所血压和动态血压水平均显著降低，与此同时，阻塞性睡眠呼吸暂停综合征的严重程度也显著改善。

（5）新的降压药物：内皮素与血管紧张素双重受体拮抗剂——PS433540已经进入Ⅱb

期临床试验。研究入选 261 例 1 期或 2 期高血压患者，随机给予安慰剂、PS433540 （200mg/d、400mg/d、800mg/d）或 ARB 厄贝沙坦（300mg/d）治疗 12 周。结果表明，与安慰剂相比，所有治疗剂量的 PS433540 均能显著降低收缩压及舒张压。与厄贝沙坦 300mg 相比，PS433540 800mg/d 能显著地进一步降低收缩压及舒张压；使 62% 的治疗组患者达到目标血压值（<140/90mmHg），这一比例在 PS433540 400mg 或 200mg 及厄贝沙坦治疗组分别为 52%、36% 及 32%。此外，双重受体拮抗剂的安全性及耐受性良好，研究期间未观察到严重不良反应，患者肝功能检查指标及血清钾浓度无变化，仅 7%~11% 的患者在 PS433540 800mg/d 治疗期间出现外周水肿。

直接肾素抑制剂阿利吉仑（aliskiren）可能是治疗顽固性高血压的新选择。已有一些研究观察到，阿利吉仑对多种降压治疗无效的高血压患者能够获得有效血压控制，即使他们已经接受了抑制肾素 - 血管紧张素系统药物治疗。目前尚无阿利吉仑在顽固性高血压患者中的特定研究结果。基于来自意大利的临床实践中大规模处方数据库的初步分析，对已经接受至少 3 种降压药物治疗的顽固性高血压患者，阿利吉仑治疗具有较高的有效率。

选择性内皮素 α 受体拮抗剂、达卢生坦是一种强力的血管扩张剂，可产生额外的肾保护作用，超出肾素血管紧张素系统相关的作用，对顽固性高血压患者可能是一种新的治疗方法。Ⅱ期临床研究结果显示，随机给予顽固性高血压患者达卢生坦（10，50，100，150，300mg/d）或安慰剂，共用 10 周，结果显示达卢生坦对平均收缩压和平均舒张压的降低水平呈剂量依赖方式，收缩压降低的最大幅度（降低 11.5mmHg）出现在第 10 周（300mg 剂量，P = 0.015）。达卢生坦最常见的不良事件是轻度到中度的液体潴留和水肿，部分患者出现心力衰竭。

可能用于顽固性高血压治疗的新型降压药物如下。

1）直接肾素抑制剂（阿利吉仑，aliskiren）。

2）中性内肽酶抑制剂（omapatrilat，谨慎使用）。

3）新型醛固酮受体拮抗剂（依普利酮，eplererione）。

4）醛固酮合成抑制剂。

5）可乐定缓释制剂。

6）内皮素受体拮抗剂。

7）新的联合治疗策略。

给药时间新近的一项横断面研究显示患者在睡觉时服用至少一种降压药能更好地控制 24h 平均血压，特别是降低夜间血压。有研究表明夜间血压预测心血管危险的价值强于白昼血压，所以建议顽固性高血压患者睡觉时服用一种非利尿的降压药。

4. 非药物治疗　如下所述。

（1）肾动脉交感神经射频消融术：使用特制的 Symplicity 导管射频系统，其导管前端电极可释放射频能量，在肾动脉多个靶点实施治疗。该系统通过肾动脉内的多点消融损伤和破坏部分肾动脉上的自主神经，通过降低来自脑的效应信号，和通过降低来自肾的干预信号导致血压降低。2009 年美国 ACC 年会上 Krum 等的研究结果在全世界引起广泛重视，经皮通过肾动脉，运用连接射频发生器的导管进行肾动脉壁射频消融，可有效控制顽固性高血压患者的血压。45 例经 3 种以上降压药（包括利尿剂）治疗后，诊室收缩压仍 >160mmHg 或无法耐受更多药物的顽固性高血压患者 [估计肾小球滤过率（eGFR）45ml/（min·1.73m^2）]

接受了肾交感神经射频消融治疗。43 例患者无手术并发症，1 例患者在导管插入过程中发生肾动脉夹层，另 1 例患者出现股动脉假性动脉瘤。所有接受治疗者在治疗第 1 个月后血压下降 14.0/8.0mmHg，1 年后血压持续降低，降幅达 28.0/16.0mmHg。治疗 6 个月后 eGFR 从 79ml/（min·1.73m^2）升至 83ml/（min·1.73m^2）。同时部分非杓型血压患者的异常节律被纠正。术后大部分患者经血管造影、磁共振血管造影等检查未出现长期血管并发症。

然而，肾动脉交感神经射频消融技术的推广仍存在诸多问题，如有哪些特征的患者可从该治疗中获益，哪些医师有权实施该治疗，多少患者会对治疗无反应，患者何时（在治疗初还是在包括醛固酮受体拮抗剂等在内的治疗措施失败后）接受该治疗，这些有待进一步探索。

（2）置入性颈动脉窦电脉冲刺激器：Rheos 压力反射高血压治疗系统是一种可植入的装置。通过电刺激激活颈动脉窦压力反射而控制血压。Rheos 系统的组成包括：脉冲发生器和一个外部装置。脉冲发生器置于锁骨下，与起搏器类似的一种装置，两根细电极导线置于左右颈动脉，并连接脉冲发生器；一个外部装置无创性地程控从脉冲发生器到导线的能量。作用机制是通过脉冲电刺激颈动脉窦，活化颈动脉压力反射作用于脑，抑制交感神经系统活动并增强迷走神经活动而使心率下降、血管扩张，并作用于肾脏使利尿增强、肾素分泌减少而产生降血压作用。

一项包括 45 例顽固性高血压患者的可行性试验发现，患者收缩压平均降低了 30mmHg。脉冲刺激强度与血压降低幅度之间存在明显的剂量反应关系，增加刺激电压可获得更大的血压降幅。目前，正在进行着两个评价 Rheos 系统安全性和疗效的开放试验（美国 Rheos 系统可行性试验以及欧洲 DEBUT – HT 试验）均入选顽固性高血压患者。所有患者行手术置入 Rheos 系统，1 个月后启动刺激，1 年后均显示持续的降压效果。共有来自 9 个中心的 38 例患者完成了 2 年治疗，其中 53% 患者收缩压降低超过 20mmHg，26% 收缩压低于 140mmHg。该研究结果令人鼓舞，但属小样本且观察时间不长，尚需大规模试验明确其安全性和疗效。

然而，Symplicity 导管射频系统和 Rheos 压力反射高血压治疗系统均为创伤性和不可逆的治疗措施，目前其疗效、稳定性和安全性均还处于严格的评估考察中。只有那些经过严格的最佳降压药物治疗无效，并排除了存在任何其他可能有效的替代治疗措施、同时疾病预后不良的患者，才可考虑接受此类非药物治疗。

第四章

冠心病

第一节　慢性稳定型心绞痛

一、概述

慢性稳定型心绞痛是指心绞痛反复发作的临床表现持续在 2 个月以上，且心绞痛发作性质（如诱因、持续时间、缓解方式等）基本稳定，系因某种因素引起冠状动脉供血不足，发生急剧的暂时的心肌缺血、缺氧，引起阵发性、持续时间短暂、休息或应用硝酸酯制剂后可缓解的以心前区疼痛为主要临床表现的综合征。本病多见于 40 岁以上的男性，劳累、情绪因素、高血压、吸烟、寒冷、饱餐等为常见诱因。

二、诊断要点

（一）冠心病危险因素

年龄因素（男性 > 45 岁、女性 > 55 岁），高血压、血脂异常、糖尿病、吸烟、冠心病家族史，其他如超重、活动减少、心理社会因素等。

（二）典型的心绞痛症状

劳累后胸骨后压榨样闷痛，休息或舌下含服硝酸甘油可以缓解。患者多有典型的胸痛病史，该病可根据典型的病史即可做出明确诊断，因此认真采集病史对诊断和处理心绞痛是必需的。慢性稳定型心绞痛典型发作时的诱因、部位、性质、持续时间及缓解方式如下。

1. 诱因　劳力性心绞痛发作常由体力活动引起，寒冷、精神紧张、饱餐等也可诱发。

2. 部位　大多数心绞痛位于胸骨后中、上 1/3 段，可波及心前区，向左肩、左上肢尺侧、下颌放射，也可向上腹部放射。少数患者以放射部位为主要不适部位。

3. 性质　心绞痛是一种钝痛，为压迫、憋闷、堵塞、紧缩等不适感，重者可伴出汗、濒死感。

4. 持续时间　较短暂，一般 3 ~ 5min，不超过 15min。可在数天或数星期发作 1 次，也可一日内多次发作。

5. 缓解方式　体力活动时发生的心绞痛如停止活动，休息数分钟即可缓解。舌下含服硝酸甘油后1 ~ 3min 也可使心绞痛缓解。服硝酸甘油 5 ~ 10min 后症状不缓解，提示可能为非心绞痛或有严重心肌缺血。

（三）常规检查提示心肌缺血

1. 静息心电图　对于慢性稳定型心绞痛患者必须行静息心电图检查。尽管心电图对缺血性心脏病诊断的敏感性低，约50%以上的慢性稳定型心绞痛患者心电图结果正常，但心电图仍可以提供有价值的诊断性信息：比如可见ST－T改变、病理Q波、传导阻滞及各种心律失常。特别是心绞痛发作时的ST－T动态改变：心绞痛时ST段水平形或下斜形压低，部分心绞痛发作时仅表现为T波倒置，而发作结束后ST－T改变明显减轻或恢复，即可做出明确诊断。值得注意的是部分患者原有T波倒置，心绞痛发作时T波可变为直立（为正常化）。

2. 运动心电图　单用运动试验诊断冠心病敏感性较低（约75%）。在低发缺血性心脏病的人群中，假阳性率很高，尤其是无症状者。在年轻人和女性患者中假阳性率的发生率更高。运动试验有2个主要用途：①缺血性心脏病的诊断和预后的判断。如果使用得当，运动试验是可靠的、操作方便的危险分层方法。②对鉴别高危患者和即将行介入手术的患者特别有用。但在临床上应注意其适应证，以免出现危险。

3. 负荷心肌灌注显像　负荷心肌灌注显像是较运动试验更准确的诊断缺血性心脏病的方法，可显示缺血心肌的范围和部位，其敏感性和特异性较运动试验高。但对运动试验已经诊断明确的高危者，负荷心肌灌注显像并不能提供更多的信息。对怀疑运动试验假阳性或假阴性而静息心电图异常的患者有诊断价值。对考虑行冠状动脉介入治疗的多支血管病变患者，负荷心肌灌注显像有助于确定哪支血管为罪犯血管。对左心室功能障碍的患者，负荷心肌灌注显像可鉴别冬眠心肌，从而通过冠状动脉介入治疗获益。负荷心肌灌注显像的缺血范围与预后成正比。

4. 静息和负荷超声心动图　静息和运动时的左心室功能障碍预示患者预后不良。和负荷心肌灌注显像一样，负荷超声心动图是确诊缺血性心脏病特异性和敏感性较高的方法。负荷超声心动图有助于判断冬眠心肌所致的心功能障碍，而冬眠心肌功能可通过冠状动脉介入术得到改善。

（四）多层螺旋CT

近年来应用多层螺旋CT增强扫描无创地显示冠状动脉的解剖已逐渐成熟（后简称冠脉CT），目前常用的64～256层CT其对冠心病的诊断价值已得到国内外医学界的普遍认可。虽然冠状动脉导管造影（后简称冠脉造影）目前仍是诊断冠心病的金标准，但在下列方面有其明显不足。

（1）因临床症状和心电图改变而进行的冠脉造影阳性率不足50%（冠状动脉无明显狭窄或闭塞），有些医院甚至不足20%。

（2）不少患者心存畏惧，不愿住院接受有创的造影，且费用较高。虽然部分患者能够一次完成诊断和治疗的过程，但大多数患者却落得个"院白住，'罪'白受，钱白花"的结果。

（3）冠状动脉造影不能显示危险的类脂斑块，不能提出预警。这种斑块容易破裂，造成猝死（发病后1h甚至几分钟内死亡），几乎无抢救机会。患者生前从无相关症状，出现的第1个"症状"就是猝死。

冠脉CT目前虽还不能完全代替冠脉造影。但冠脉CT能可靠地显示冠状动脉壁上的类脂斑块，及时应用调脂药可有效地将其消除，从而大大减少或防止心脏性猝死的危险。冠脉CT还能无创地对冠状动脉支架或搭桥手术后的患者进行复查，相当准确地了解有无再狭窄或闭塞。

冠状动脉重度钙化时判断狭窄程度、对于心律失常患者如何获得好的图像以及辐射剂量较大是目前冠脉CT的最大不足。有资料显示，对120例患者的统计，冠状动脉正常或仅有1~2处病变的70例患者，冠脉CT对狭窄位置和程度诊断符合率可达99.2%，仅0.8%的患者对狭窄程度的诊断不够准确。但对多发病变（冠状动脉明显狭窄达5处以上），诊断的准确率仅88.4%，11.6%的病变对狭窄程度的诊断不够准确或严重的钙化导致难以诊断。此类患者多有重度的冠脉钙化，临床上也有典型的症状或心肌梗死的病史。

冠脉CT的技术还在迅速发展，机型几乎年年出新。最新机型使检查过程简化，适应证增宽（无须控制心率），屏气扫描时间缩短至1~4s，射线剂量和对比剂用量均远低于冠脉造影，在不断提高图像质量。

（五）冠状动脉造影术

冠状动脉造影是目前诊断冠心病的最可靠方法。适应证为：①临床及无创性检查不能明确诊断者。②临床及无创性检查提示有严重冠心病，进行冠状动脉造影，以选择做血运重建术，改善预后。③心绞痛内科治疗无效者。④需考虑做介入性手术者。尤其近年来多数患者采用经桡动脉途径，避免了患者术后必须卧床的需要，大大减轻了患者的痛苦。

（六）鉴别诊断

慢性稳定型心绞痛要与以下疾病相鉴别。①急性冠脉综合征。②其他疾病引起的心绞痛，如严重的主动脉瓣狭窄或关闭不全、风湿性冠状动脉炎、梅毒性主动脉炎、肥厚型心肌病、心肌桥病变等均可引起心绞痛。③肋间神经痛和肋软骨炎。④心脏神经症。⑤不典型疼痛还需与反流性食管炎等食管疾病、膈疝、消化性溃疡、肠道疾病、颈椎病等相鉴别。

三、治疗

（一）治疗目标与措施

稳定型心绞痛治疗主要有2个目标：①预防心肌梗死的发生和延长寿命。②缓解心绞痛症状及减少发作频率以改善生活质量。第一个目标是最终目标。如果有数种策略可供选择，且都能够达到缓解心绞痛的效果，那么能否有效预防死亡将是其选择的主要依据。

对慢性稳定型心绞痛的治疗措施选择包括减少心血管病危险因素的生活方式改变，药物治疗以及血运重建3个方面。临床医师应根据患者个体情况的差异和伴随疾病的不同，而选择不同的治疗方案。

（二）改变生活方式

生活方式的改变是慢性稳定型心绞痛治疗的重要手段，因为它可以改善症状和预后，并且相对较经济，应该鼓励每个患者持之以恒。

1. 戒烟　吸烟是导致冠心病的主要危险因素，有研究表明，戒烟可使冠心病病死率下降36%，其作用甚至超过单独应用他汀、阿司匹林的作用。因此，应积极劝诫吸烟患者进行戒烟治疗。

2. 饮食干预　以蔬菜、水果、鱼和家禽作为主食。饮食干预是调脂治疗的有效补充手段，单独低脂饮食就可使血清中的胆固醇成分平均降低5%。改变饮食习惯（如摄入地中海饮食或鱼油中的高 ω−3 不饱和脂肪酸）能增加其预防心绞痛的作用。

3. 控制体重　肥胖与心血管事件密切相关。目前还没有干预试验显示体重减轻可以减轻心绞痛的程度，但体重的减轻可以减少心绞痛发作频率，且可能改善预后。现今随着肥胖程度的增加（尤其是腹型肥胖），可出现以肥胖、胰岛素抵抗、脂质紊乱、高血压为特征的代谢综合征，后者可导致心血管事件的增加。目前有新的治疗方法可减少肥胖和代谢综合征，大麻素（cannabinoid）1 型受体拮抗药联合低热量饮食，可显著减轻体重和减少心血管事件危险因素，但其对冠心病肥胖患者的作用尚待确立。

4. 糖尿病　对所有糖尿病患者必须严格控制血糖，因其可减少长期并发症（包括冠心病）。一级预防试验及心肌梗死后的二级预防试验表明，强化降糖治疗可减少致残率和死亡率，且心肌梗死时血糖控制不佳提示预后不佳。

5. 适度运动　鼓励患者进行可以耐受的体力活动，因为运动可以增加运动耐量，减少症状的发生，运动还可以减轻体重，提高高密度脂蛋白浓度，降低血压、血脂，还有助于促进冠状动脉侧支循环的形成，可以改善冠心病患者的预后。值得注意的是，每个患者应该根据自身的具体病情制订符合自身的运动方式和运动量，最好咨询心脏科医生。

（三）药物治疗

以下将根据作用机制不同分述稳定型心绞痛内科治疗的药物。

1. 抗血小板治疗　如下所述。

（1）阿司匹林：乙酰水杨酸（aspirin，阿司匹林）可以抑制血小板在动脉粥样硬化斑块上的聚集，防止血栓形成，同时通过抑制血栓素 A_2（TXA_2）的形成，抑制 TXA_2 所致的血管痉挛。因此阿司匹林虽不能直接改善心肌氧的供需关系，但能预防冠状动脉内微血栓或血栓形成，有助于预防心脏事件的发生。稳定型心绞痛患者可采用小剂量 75 ~ 150mg/d。不良反应主要有胃肠道反应等。颅内出血少见，在上述剂量情况下发生率 <0.1%/年。在长期应用阿司匹林过程中，应该选择最小的有效剂量，达到治疗目的和胃肠道不良反应方面的平衡。

（2）ADP 受体拮抗药：噻氯匹定（ticlopidine）250mg，1 ~ 2 次/天，或氯吡格雷（clopidogrel）首次剂量300mg，然后75mg/d，通过 ADP 受体抑制血小板内钙离子活性，并抑制血小板之间纤维蛋白原的形成。本类药物与阿司匹林作用机制不同，合用时可明显增强疗效，但合用不作为常规治疗，而趋向于短期使用，如预防支架后急性或亚急性血栓形成，或用于有高凝倾向，近期有频繁休息时心绞痛或反复出现心内膜下梗死者。氯吡格雷是一种可供选择的对胃黏膜没有直接作用的抗血小板药物，可用于不能耐受阿司匹林或对阿司匹林过敏的患者。

（3）肝素或低分子肝素：抗凝治疗主要为抗凝血酶治疗，肝素为最有效的药物之一。近年来，大规模的临床试验表明低分子肝素对降低心绞痛尤其是不稳定型心绞痛患者的急性心肌梗死发生率方面优于静脉普通肝素，故已作为不稳定型心绞痛的常规用药，而不推荐作为抗血小板药物用于稳定型心绞痛患者。

2. 抗心绞痛药物　如下所述。

（1）β 受体阻滞药：β 受体阻滞药通过阻断拟交感胺类的作用，一方面减弱心肌收缩力和降低血压而起到明显降低心肌耗氧量的作用；另一方面减慢心率，增加心脏舒张期时间，增加心肌供血时间，并且能防止心脏猝死。既能缓解症状又能改善预后。因此，β 受体阻滞药是稳定型心绞痛的首选药物。β 受体阻滞药应该从小剂量开始应用，逐渐增加剂量，使安静时心率维持在 55 ~ 60/min，严重心绞痛可降至 50/min。

普萘洛尔（propanolol）是最早用于临床的 β 受体阻滞药，用法3 ~ 4 次/天，每次 10mg，对治疗高血压、心绞痛、急性心肌梗死已有 30 多年的历史，疗效十分肯定。但由于普萘洛尔是非选择性 β 受体阻滞药，在治疗心绞痛等方面现已逐步被 $β_1$ 受体选择性阻滞药所取代。目前临床上的常用的制剂有美托洛尔（metoprolol，倍他乐克）12.5 ~ 50mg，2 次/天；阿替洛尔（atenolol）12.5 ~ 25mg，2 次/天；醋丁洛尔（acebutolol，醋丁酰心胺）200 ~ 400mg/d，分2 ~ 3 次服；比索洛尔（bisoprolol，康可）2.5 ~ 10mg，1 次/天；噻利洛尔（celiprolol，噻利心安）200 ~ 400mg，1 次/天等。

β 受体阻滞药的禁忌证：心率 < 50 次/分、动脉收缩压 < 90mmHg、中重度心力衰竭、二到三度房室传导阻滞、严重慢性阻塞性肺部疾病或哮喘、末梢循环灌注不良、严重抑郁者等。

本药可与硝酸酯类药物合用，但需注意：①本药与硝酸酯类制剂有协同作用，因而起始剂量要偏小，以免引起直立性低血压等不良反应。②停用本药时应逐渐减量，如突然停药有诱发心肌梗死的危险。③剂量应逐渐增加到发挥最大疗效，但应注意个体差异。

我国慢性稳定型心绞痛诊断治疗指南指出，β 受体阻滞药是慢性稳定型心绞痛患者改善心肌缺血的最主要药物，应逐步增加到最大耐受剂量。当不能耐受 β 受体阻滞药或疗效不满意时可换用钙拮抗药、长效硝酸酯类或尼可地尔。当单用 β 受体阻滞药疗效不满意时也可加用长效二氢吡啶类钙拮抗药或长效硝酸酯类，对于严重心绞痛患者必要时可考虑 β 受体阻滞药、长效二氢吡啶类钙拮抗药及长效硝酸酯类三药合用（需严密观察血压）。

（2）硝酸酯类制剂：硝酸酯类（nitrates）药物能扩张冠状动脉，增加冠状循环的血流量，还通过对周围血管的扩张作用，减轻心脏前后负荷和心肌的需氧，从而缓解心绞痛。

硝酸酯类常见的不良反应是头晕、头痛、脸面潮红、心率加快、血压下降，患者一般可以耐受，尤其是多次给药后。第一次用药时，患者宜平卧片刻，必要时吸氧。轻度的反应可作为药物起效的指标，不影响继续用药。若出现心动过速或血压降低过多，则不利于心肌灌注，甚至使病情恶化，应减量或停药。

静脉点滴长时间用药可能产生耐受性，需增加剂量，或间隔使用，一般在停用 10h 以上即可复效。其他途径给药如含服等则不会产生耐受性。

临床上常用的硝酸酯类制剂有：

1）硝酸甘油（nitroglycerin，NTG），是最常用的药物，一般以舌下含服给药。心绞痛发作时，立即舌下含化 0.3 ~ 0.6mg，1 ~ 2min 见效，持续 15 ~ 30min。对约 92% 的患者有效，其中 76% 的患者在 3min 内见效。需要注意的是，诊断为稳定型心绞痛者，如果服用的硝酸甘油在 10min 以上才起作用，这种心绞痛的缓解可能不是硝酸甘油的作用，或者是硝酸甘油失效。

2）硝酸异山梨酯（isosorbide dinitrate，消心痛）为长效制剂，3 次/天，每次5 ~ 20mg，服药后30min 起作用，持续 3 ~ 5h；缓释制剂药效可维持12h，可用20mg，2 次/天。单硝酸异山梨酯（isosorbide 5 - mononitrate），多为长效制剂，20 ~ 50mg，每天 1 ~ 2 次。患青光眼、颅内压增高、低血压者不宜使用本类药物。

3）长效硝酸甘油制剂：服用长效片剂，硝酸甘油持续而缓慢释放，口服 30min 后起作用，持续 8～12h，可每 8h 服 1 次，每次 2.5mg。用 2% 硝酸甘油油膏或皮肤贴片（含 5～10mg）涂或贴在胸前或上臂皮肤而缓慢吸收，适用于预防夜间心绞痛发作。最近还有置于上唇内侧与牙龈之间的缓释制剂。

（3）钙离子拮抗药：钙离子拮抗药（calcium channel blockers，CCB 或称钙拮抗药 calcium antagonist），通过抑制钙离子进入细胞内，以及抑制心肌细胞兴奋 - 收缩耦联中钙离子的作用，抑制心肌收缩，减少心肌氧耗；扩张冠状动脉，解除冠状动脉痉挛，改善心肌供血；扩张周围血管，降低动脉压，减轻心脏负荷；还降低血液黏滞度，抗血小板聚集，改善心肌微循环。又因其阻滞钙离子的内流而有效防治心肌缺血再灌注损伤，保护心肌。钙离子拮抗药对冠状动脉痉挛引起的变异型心绞痛有很好的疗效，因为它直接抑制冠状动脉平滑肌收缩并使其扩张。

钙离子拮抗药与其他扩血管药物相似，有服药后颜面潮红、头痛、头胀等不良反应。一般 1 周左右即可适应，不影响治疗。少数患者发生轻度踝关节水肿或皮疹。部分病例可加重心力衰竭或引起传导阻滞，临床上应予以注意。维拉帕米和地尔硫草与 β 受体阻滞药合用时有过度抑制心脏的危险。因此，临床上不主张非二氢吡啶类钙拮抗药与 β 受体阻滞药联用。停用本类药物时也应逐渐减量停服，以免发生冠状动脉痉挛。

钙离子拮抗药主要分为二氢吡啶类与非二氢吡啶类。非二氢吡啶类包括地尔硫草与维拉帕米，它们在化学结构上并无相同之处。

二氢吡啶类举例如下。

1）硝苯地平（nifedipine，硝苯吡啶，心痛定）：有较强的扩血管作用，使外周阻力下降，心排血量增加，反射性引起交感神经兴奋，心率加快，而对心脏传导系统无明显影响，故也无抗心律失常作用。硝苯地平一般用法：10～20mg，3 次／天。舌下含服 3～5min 后发挥作用，每次持续 4～8h，故为短效制剂。循证医学的证据表明，短效二氢吡啶类钙拮抗药对冠心病的远期预后有不利的影响，故在防治心绞痛的药物治疗中需避免应用。现有缓释制剂 20～40mg，1～2 次／天，能平稳维持血药浓度。

2）其他常用于治疗心绞痛的二氢吡啶类钙拮抗药有：尼群地平（nitrendipine）口服每次 10mg，1～3 次／天；尼卡地平（nicardipine）口服每次 10～30mg，3～4 次／天，属短效制剂，现有缓释片口服每次 30mg，2 次／天；氨氯地平（amlodipine）口服每次 5mg，每日 1 次，治疗 2 周疗效不理想可增至每日 10mg。需要长期用药的患者，推荐使用控释、缓释或长效制剂。

非二氢吡啶类举例如下：

1）地尔硫草（diltiazem，硫氮草酮，合心爽）：对冠状动脉和周围血管有扩张作用，抑制冠状动脉痉挛，增加缺血心肌的血流量，有改善心肌缺血和降低血压的作用。用法为口服每次 30～60mg，3 次／天。现有缓释胶囊，每粒 90mg/d。尤其适用于变异型心绞痛。

2）维拉帕米（verapamil，维拉帕米）：有扩张外周血管及冠状动脉的作用，此外还有抑制窦房结和房室结兴奋性及传导功能，减慢心率，降低血压，从而降低心肌耗氧。口服每次 40mg，3 次／天。现有缓释片，每次 240mg，每日 1 次。

（4）钾通道激活药：主要通过作用于血管平滑肌细胞和心肌细胞的钾通道，发挥血管扩张、改善心肌供血和增强缺血预适应、保护心肌的作用。尼可地尔是目前临床上唯一使用的此类药物，具有硝酸酯类和钾通道开放的双重作用。但目前尚无证据表明钾通道激活剂优于其他抗心绞痛药物，能明显改善冠心病预后。目前主要用于顽固性心绞痛的综合治疗手段之一。尼可地尔用法：每次口服5~10mg，3次/天。

（5）改善心肌能量代谢：在心肌缺血缺氧状态下，应用曲美他嗪（万爽力）抑制心肌内脂肪酸氧化途径，促使有限的氧供更多地通过葡萄糖氧化产生更多的能量，达到更早地阻止或减少缺血缺氧的病理生理改变，从而缓解临床症状，改善预后。

3. 他汀类药物　近代药物治疗稳定型心绞痛的最大进展之一是他汀类药物的开发和应用。该类药物抑制胆固醇合成，增加低密度脂蛋白胆固醇（LDL－C）受体的肝脏表达，导致循环 LDL－C 清除增加。研究表明他汀类药物可降低 LDL 胆固醇水平 20%~60%。应用他汀类药物后，冠状动脉造影变化所显示的管腔狭窄程度和动脉粥样硬化斑块消退程度相对较少，而患者的临床冠心病事件的危险性降低却十分显著。对此的进一步的解释是他汀类药物除了降低LDL－C、胆固醇、三酰甘油水平和提高高密度脂蛋白胆固醇（HDL－C）水平外，还可能有其他的有益作用，包括稳定甚至缩小粥样斑块、抗血小板、调整内皮功能、改善冠状动脉内膜反应、抑制粥样硬化处炎症、抗血栓和降低血黏稠度等非调脂效应。

他汀类药物的治疗结果说明，对已确诊为冠心病的患者，经积极调脂后，明显减慢疾病进展并减少以后心血管事件发生。慢性冠心病中许多是稳定型心绞痛患者，他汀类药物对减少心血管事件发生超过对冠状动脉造影显示的冠状动脉病变的改善。慢性稳定型心绞痛患者 LDL－C 水平应控制在 2.6mmol/L 以下。

4. 血管紧张素转化酶抑制药（ACEI）　2007 年中国《慢性稳定型心绞痛诊断与治疗指南》明确了 ACEI 在稳定型心绞痛患者中的治疗地位，将合并糖尿病、心力衰竭、左心室收缩功能不全或高血压的稳定型心绞痛患者应用 ACEI 作为 I 类推荐（证据水平 A），将有明确冠状动脉疾病的所有患者使用 ACEI 作为 IIa 类推荐证据水平，并指出："所有冠心病患者均能从 ACEI 治疗中获益。"

（四）血运重建术

目前的两种疗效肯定的血运重建术用于治疗由冠状动脉粥样硬化所致的慢性稳定型心绞痛：经皮冠脉介入治疗（percutaneous coronary intervention，PCI）和外科冠状动脉搭桥术（coronary artery bypass grafting，CABG）。对于稳定型心绞痛患者，冠状动脉病变越重，越宜尽早进行介入治疗或外科治疗，能最大程度恢复改善心肌血供和改善预后而优于药物治疗。

根据现有循证医学证据，中国慢性稳定型心绞痛诊断治疗指南指出，严重左主干或等同病变、3 支主要血管近端严重狭窄、包括前降支（LAD）近端高度狭窄的 1~2 支血管病变，且伴有可逆性心肌缺血及左心室功能受损而伴有存活心肌的严重冠心病患者，行血运重建可改善预后（减少死亡及 MI）。糖尿病合并 3 支血管严重狭窄，无 LAD 近端严重狭窄的单、双支病变心性猝死或持续性室性心动过速复苏存活者，日常活动中频繁发作缺血事件者，血运重建有可能改善预后。对其他类型的病变只是为减轻症状或心肌缺血。因此，对这些患者血运重建应该用于药物治疗不能控制症状者，若其潜在获益大于手术风险，可根据病变特点选择 CABG 或经皮冠状动脉介入治疗（PCI）。

（五）慢性难治性心绞痛

药物和血运重建治疗，能有效改善大部分患者缺血性心脏病的病情。然而，仍有一部分患者尽管尝试了不同的治疗方法，仍遭受心绞痛的严重困扰。难治性的慢性稳定型心绞痛患者被认为是严重的冠心病引起的心肌缺血所致，在排除引发胸痛的非心脏性因素后，可以考虑其他治疗。慢性难治性心绞痛需要一种有效的最佳治疗方案，前提是各种药物都使用到个体所能耐受的最大剂量。其他可予考虑的治疗方法包括：①增强型体外反搏（EECP）。②神经调节技术（经皮电神经刺激和脊髓刺激）。③胸部硬脊膜外麻醉。④经内镜胸部交感神经阻断术。⑤星形神经节阻断术。⑥心肌激光打孔术。⑦基因治疗。⑧心脏移植。⑨调节新陈代谢的药物。

四、预防

对慢性稳定型心绞痛一方面要应用药物防止心绞痛再次发作，另一方面还应从阻止或逆转动脉粥样硬化病情进展，预防心肌梗死等方面综合考虑以改善预后。

第二节　不稳定型心绞痛

一、定义

临床上将原来的初发型心绞痛、恶化型心绞痛和各型自发性心绞痛广义地统称为不稳定型心绞痛（UAP）。其特点是疼痛发作频率增加、程度加重、持续时间延长、发作诱因改变，甚至休息时亦出现持续时间较长的心绞痛。含化硝酸甘油效果差，或无效。本型心绞痛介于稳定型心绞痛和急性心肌梗死之间，易发展为心肌梗死，但无心肌梗死的心电图及血清酶学改变。

不稳定型心绞痛是介于稳定型心绞痛和急性心肌梗死之间的一组临床心绞痛综合征。有学者认为除了稳定的劳力性心绞痛为稳定型心绞痛外，其他所有的心绞痛均属于不稳定型心绞痛，包括初发劳力型心绞痛、恶化劳力型心绞痛、卧位型心绞痛、夜间发作的心绞痛、变异型心绞痛、梗死前心绞痛、梗死后心绞痛和混合型心绞痛。如果劳力性和自发性心绞痛同时发生在一个患者身上，则称为混合型心绞痛。

不稳定型心绞痛具有独特的病理生理机制及临床预后，如果得不到恰当及时的治疗，可能发展为急性心肌梗死。

二、病因及发病机制

目前认为有五种因素与产生不稳定型心绞痛有关，它们相互关联。

（一）冠脉粥样硬化斑块上有非阻塞性血栓

为最常见的发病原因，冠脉内粥样硬化斑块破裂诱发血小板聚集及血栓形成，血栓形成和自溶过程的动态不平衡过程，导致冠脉发生不稳定的不完全性阻塞。

（二）动力性冠脉阻塞

在冠脉器质性狭窄基础上，病变局部的冠脉发生异常收缩、痉挛导致冠脉功能性狭窄，进一步加重心肌缺血，产生不稳定型心绞痛。这种局限性痉挛与内皮细胞功能紊乱、血管收缩反应过度有关，常发生在冠脉粥样硬化的斑块部位。

（三）冠状动脉严重狭窄

冠脉以斑块导致的固定性狭窄为主，不伴有痉挛或血栓形成，见于某些冠脉斑块逐渐增大、管腔狭窄进行性加重的患者，或 PCI 术后再狭窄的患者。

（四）冠状动脉炎症

近年来研究认为斑块发生破裂与其局部的炎症反应有十分密切的关系。在炎症反应中感染因素可能也起一定作用，其感染物可能是巨细胞病毒和肺炎衣原体。这些患者炎症递质标志物水平检测常有明显增高。

（五）全身疾病加重的不稳定型心绞痛

在原有冠脉粥样硬化性狭窄基础上，由于外源性诱发因素影响冠脉血管导致心肌氧的供求失衡，心绞痛恶化加重。常见原因有：①心肌需氧增加，如发热、心动过速、甲亢等。②冠脉血流减少，如低血压、休克。③心肌氧释放减少，如贫血、低氧血症。

三、临床表现

（一）症状

临床上不稳定型心绞痛可表现为新近发生（1 个月内）的劳力型心绞痛，或原有稳定型心绞痛的主要特征近期内发生了变化，如心前区疼痛发作更频繁、程度更严重、时间也延长，轻微活动甚至在休息也发作。少数不稳定型心绞痛患者可无胸部不适表现，仅表现为颌、耳、颈、臂或上胸部发作性疼痛不适，或表现为发作性呼吸困难，其他还可表现为发作性恶心、呕吐、出汗和不能解释的疲乏症状。

（二）体格检查

一般无特异性体征。心肌缺血发作时可发现反常的左室心尖冲动，听诊有心率增快和第一心音减弱，可闻及第三心音、第四心音或二尖瓣反流性杂音。当心绞痛发作时间较长，或心肌缺血较严重时，可发生左室功能不全的表现，如双肺底细小水泡音、甚至急性肺水肿或伴低血压。也可发生各种心律失常。

体检的主要目的是努力寻找诱发不稳定型心绞痛的原因，如难以控制的高血压、低血压、心律失常、梗阻性肥厚型心肌病、贫血、发热、甲状腺功能亢进、肺部疾病等，并确定心绞痛对患者血流动力学的影响，如对生命体征、心功能、乳头肌功能或二尖瓣功能等的影响，这些体征的存在高度提示预后不良。

体检对胸痛患者的鉴别诊断至关重要，有几种疾病状态如得不到及时准确诊断，即可能出现严重后果。如背痛、胸痛、脉搏不整，心脏听诊发现主动脉瓣关闭不全的杂音，提示主动脉夹层破裂，心包摩擦音提示急性心包炎，而奇脉提示心脏压塞，气胸表现为气管移位、急性呼吸困难、胸膜疼痛和呼吸音改变等。

（三）临床类型

1. 静息心绞痛　心绞痛发生在休息时，发作时间较长，含服硝酸甘油效果欠佳，病程 1 个月以内。

2. 初发劳力型心绞痛　新近发生的严重心绞痛（发病时间在 1 个月以内），CCS（加拿大心脏病学会的劳力型心绞痛分级标准，表 4-1）分级，Ⅲ级以上的心绞痛为初发性心绞痛，尤其注意近 48h 内有无静息心绞痛发作及其发作频率变化。

表 4 - 1 加拿大心脏病学会的劳力型心绞痛分级标准

分级	特点
Ⅰ级	一般日常活动例如走路、登楼不引起心绞痛，心绞痛发生在剧烈、速度快或长时间的体力活动或运动后
Ⅱ级	日常活动轻度受限，心绞痛发生在快步行走、登楼、餐后行走、冷空气中行走、逆风行走或情绪波动后活动
Ⅲ级	日常活动明显受限，心绞痛发生在一般速度行走时
Ⅳ级	轻微活动即可诱发心绞痛患者不能做任何体力活动，但休息时无心绞痛发作

3. 恶化劳力型心绞痛 既往诊断的心绞痛，最近发作次数频繁、持续时间延长或痛阈降低（CCS 分级增加 Ⅰ 级以上或 CCS 分级 Ⅲ 级以上）。

4. 心肌梗死后心绞痛 急性心肌梗死后 24h 以后至 1 个月内发生的心绞痛。

5. 变异型心绞痛 休息或一般活动时发生的心绞痛，发作时 ECG 显示暂时性 ST 段抬高。

四、辅助检查

（一）心电图

不稳定型心绞痛患者中，常有伴随症状而出现的短暂的 ST 段偏移伴或不伴有 T 波倒置，但不是所有不稳定型心绞痛患者都发生这种 ECG 改变。ECG 变化随着胸痛的缓解而常完全或部分恢复。症状缓解后，ST 段抬高或降低，或 T 波倒置不能完全恢复，是预后不良的标志。伴随症状产生的 ST 段、T 波改变持续超过 12h 者可能提示非 ST 段抬高心肌梗死。此外临床表现拟诊为不稳定型心绞痛的患者，胸导联 T 波呈明显对称性倒置（≥0.2mV），高度提示急性心肌缺血，可能系前降支严重狭窄所致。胸痛患者 ECG 正常也不能排除不稳定型心绞痛可能。若发作时倒置的 T 波呈伪性改变（假正常化），发作后 T 波恢复原倒置状态；或以前心电图正常者近期内出现心前区多导联 T 波深倒，在排除非 Q 波性心肌梗死后结合临床也应考虑不稳定型心绞痛的诊断。

不稳定型心绞痛患者中有 75%~88% 的一过性 ST 段改变不伴有相关症状，为无痛性心肌缺血。动态心电图检查不仅有助于检出上述心肌缺血的动态变化，还可用于不稳定型心绞痛患者常规抗心绞痛药物治疗的评估以及是否需要进行冠状动脉造影和血管重建术的参考指标。

（二）心脏生化标志物

心脏肌钙蛋白：肌钙蛋白复合物包括 3 个亚单位，即肌钙蛋白 T（TnT）、肌钙蛋白 I（TnI）和肌钙蛋白 C（TnC），目前只有 TnT 和 TnI 应用于临床。约有 35% 不稳定型心绞痛患者显示血清 TnT 水平增高，但其增高的幅度与持续的时间与 AMI 有差别。AMI 患者 TnT > 3.0ng/ml 者占 88%，非 Q 波心肌梗死中仅占 17%，不稳定型心绞痛中无 TnT > 3.0ng/ml 者。因此，TnT 升高的幅度和持续时间可作为不稳定型心绞痛与 AMI 的鉴别诊断之参考。

不稳定型心绞痛患者 TnT 和 TnI 升高者较正常者预后差。临床怀疑不稳定型心绞痛者 TnT 定性试验为阳性结果者表明有心肌损伤（相当于 TnT > 0.05μg/L），但如为阴性结果并不能排除不稳定型心绞痛的可能性。

（三）冠状动脉造影

目前仍是诊断冠心病的金标准。在长期稳定型心绞痛的基础上出现的不稳定型心绞痛常提示为多支冠脉病变，而新发的静息心绞痛可能为单支冠脉病变。冠脉造影结果正常提示可能是冠脉痉挛、冠脉内血栓自发性溶解、微循环系统异常等原因引起，或冠脉造影病变漏诊。

不稳定型心绞痛有以下情况时应视为冠脉造影强适应证：①近期内心绞痛反复发作，胸痛持续时间较长，药物治疗效果不满意者可考虑及时行冠状动脉造影，以决定是否急诊介入性治疗或急诊冠状动脉旁路移植术（CABG）。②原有劳力性心绞痛近期内突然出现休息时频繁发作者。③近期活动耐量明显减低，特别是低于 Bruce Ⅱ 级或 4METs 者。④梗死后心绞痛。⑤原有陈旧性心肌梗死，近期出现由非梗死区缺血所致的劳力性心绞痛。⑥严重心律失常、LVEF＜40％或充血性心力衰竭。

（四）螺旋 CT 血管造影（CTA）

近年来，多层螺旋 CT 尤其是 64 排螺旋 CT 冠状动脉成像（CTA）在冠心病诊断中正在推广应用。CTA 能够清晰显示冠脉主干及其分支狭窄、钙化、开口起源异常及桥血管病变。有资料显示，CTA 诊断冠状动脉病变的灵敏度 96.33％、特异度 98.16％，阳性预测值 97.22％，阴性预测值 97.56％。其中对左主干、左前降支病变及大于 75％ 的病变灵敏度最高，分别达到 100％ 和 94.4％。CTA 对冠状动脉狭窄病变、桥血管、开口畸形、支架管腔、斑块形态均显影良好，对钙化病变诊断率优于冠状动脉造影，阴性者不能排除冠心病，阳性者应进一步行冠状动脉造影检查。另外，CTA 也可以作为冠心病高危人群无创性筛选检查及冠脉支架术后随访手段。

（五）其他

其他非创伤性检查包括运动平板试验、运动放射性核素心肌灌注扫描、药物负荷试验、超声心动图等，也有助于诊断。通过非创伤性检查可以帮助决定冠状动脉造影单支临界性病变是否需要做介入性治疗，明确缺血相关血管，为血运重建治疗提供依据。同时可以提供有否存活心肌的证据，也可作为经皮腔内冠状动脉成形术（PTCA）后判断有否再狭窄的重要对比资料。但不稳定型心绞痛急性期应避免做任何形式的负荷试验，这些检查宜放在病情稳定后进行。

五、诊断

（一）诊断依据

对同时具备下述情形者，应诊断不稳定型心绞痛。

（1）临床新出现或恶化的心肌缺血症状表现（心绞痛、急性左心衰竭）或心电图心肌缺血图形。

（2）无或仅有轻度的心肌酶（肌酸激酶同工酶）或 TnT、TnI 增高（未超过 2 倍正常值），且心电图无 ST 段持续抬高。应根据心绞痛发作的性质、特点、发作时体征和发作时心电图改变以及冠心病危险因素等，结合临床综合判断，以提高诊断的准确性。心绞痛发作时心电图 ST 段抬高或压低的动态变化或左束支阻滞等具有诊断价值。

（二）危险分层

不稳定型心绞痛的诊断确立后，应进一步进行危险分层，以便于对其进行预后评估和干预措施的选择。

1. 中华医学会心血管分会关于不稳定型心绞痛的危险度分层　根据心绞痛发作情况，发作时 ST 段下移程度以及发作时患者的一些特殊体征变化，将不稳定型心绞痛患者分为高、中、低危险组（表4-2）。

表4-2　不稳定型心绞痛临床危险度分层

组别	心绞痛类型	发作时 ST 降低幅 （mm）	持续时间 （min）	肌钙蛋白 T 或 I
低危险组	初发、恶化劳力型，无静息时发作	≤1	<20	正常
中危险组	1 个月内出现的静息心绞痛，但 48h 内无发作者（多数由劳力型心绞痛进展而来）或梗死后心绞痛	>1	<20	正常或轻度升高
高危险组	48h 内反复发作静息心绞痛或梗死后心绞痛	>1	>20	升高

注：①陈旧性心肌梗死患者其危险度分层上调一级，若心绞痛是由非梗死区缺血所致时，应视为高危险组；②左心室射血分数（LVEF）<40%，应视为高危险组；③若心绞痛发作时并发左心功能不全、二尖瓣反流、严重心律失常或低血压 [SBP≤12.0kPa（90mmHg）]，应视为高危险组；④当横向指标不一致时，按危险度高的指标归类。例如：心绞痛类型为低危险组，但心绞痛发作时 ST 段压低 >1mm，应归入中危险组。

2. 美国 ACC/AHA 关于不稳定型心绞痛/非 ST 段抬高心肌梗死危险分层　见表4-3。

表4-3　ACC/AHA 关于不稳定型心绞痛/非 ST 段抬高心肌梗死的危险分层

危险分层	高危（至少有下列特征之一）	中危（无高危特点但有以下特征之一）	低危（无高中危特点但有下列特点之一）
①病史	近 48h 内加重的缺血性胸痛发作	既往 MI、外围血管或脑血管病，或 CABG，曾用过阿司匹林	近 2 周内发生的 CCS 分级Ⅲ级或以上伴有高、中度冠脉病变可能者
②胸痛性质	静息心绞痛 >20min	静息心绞痛 >20min，现已缓解，有高、中度冠脉病变可能性，静息心绞痛 <20min，经休息或含服硝酸甘油缓解	无自发性心绞痛 >20min持续发作
③临床体征或发现	第三心音、新的或加重的奔马律，左室功能不全（EF <40%），二尖瓣反流，严重心律失常或低血压 [SBP≤12.0kPa（90mmHg）]或存在与缺血有关的肺水肿，年龄 >75 岁	年龄 >75 岁	
④ECG 变化	休息时胸痛发作伴 ST 段变化 >0.1mV；新出现 Q 波，束支传导阻滞；持续性室性心动过速	T 波倒置 >0.2mV，病理性 Q 波	胸痛期间 ECG 正常或无变化
⑤肌钙蛋白监测	明显增高（TnT 或 TnI >0.1μg/ml）	轻度升高（即 TnT >0.01，但 <0.1μg/ml）	正常

六、鉴别诊断

在确定患者为心绞痛发作后，还应对其是否稳定做出判断。

与稳定型心绞痛相比，不稳定型心绞痛症状特点是短期内疼痛发作频率增加、无规律，程度加重、持续时间延长、发作诱因改变或不明显，甚至休息时亦出现持续时间较长的心绞痛，含化硝酸甘油效果差，或无效，或出现了新的症状如呼吸困难、头晕甚至昏厥等。不稳定型心绞痛的常见临床类型包括初发劳力型心绞痛、恶化劳力型心绞痛、卧位型心绞痛、夜间发作的心绞痛、变异型心绞痛、梗死前心绞痛、梗死后心绞痛和混合型心绞痛。

临床上，常将不稳定型心绞痛和非 ST 段抬高心肌梗死（NSTEMI）以及 ST 段抬高心肌梗死（STEMI）统称为急性冠脉综合征。

不稳定型心绞痛和非 ST 段抬高心肌梗死（NSTEMI）是在病因和临床表现上相似、但严重程度不同而又密切相关的两种临床综合征，其主要区别在于缺血是否严重到导致足够量的心肌损害，以至于能检测到心肌损害的标志物肌钙蛋白（TnI、TnT）或肌酸激酶同工酶（CK－MB）水平升高。如果反映心肌坏死的标记物在正常范围内或仅轻微增高（未超过 2 倍正常值），就诊断为不稳定型心绞痛，而当心肌坏死标记物超过正常值 2 倍时，则诊断为 NSTEMI。

不稳定型心绞痛和 ST 段抬高心肌梗死（STEMI）的区别，在于后者在胸痛发作的同时出现典型的 ST 段抬高并具有相应的动态改变过程和心肌酶学改变。

七、治疗

不稳定型心绞痛的治疗目标是控制心肌缺血发作和预防急性心肌梗死。治疗措施包括内科药物治疗、冠状动脉介入治疗（PCI）和外科冠状动脉旁路移植手术（CABG）。

（一）一般治疗

对于符合不稳定型心绞痛诊断的患者应及时收住院治疗（最好收入监护病房），急性期卧床休息1～3d，吸氧，持续心电监测。对于低危险组患者留观期间未再发生心绞痛，心电图也无缺血改变，无左心衰竭的临床证据，留观 12～24h 期间未发现有 CK－MB 升高，TnT 或 TnI 正常者，可在留观 24～48h 后出院。对于中危或高危组的患者特别是 TnT 或 TnI 升高者，住院时间相对延长，内科治疗亦应强化。

（二）药物治疗

1. 控制心绞痛发作　主要治疗如下。

（1）硝酸酯类：硝酸甘油主要通过扩张静脉，减轻心脏前负荷来缓解心绞痛发作。心绞痛发作时应舌下含化硝酸甘油，初次含硝酸甘油的患者以先含 0.5mg 为宜。对于已有含服经验的患者，心绞痛发作时若含 0.5mg 无效，可在 3～5min 追加 1 次，若连续含硝酸甘油 1.5～2.0mg 仍不能控制疼痛症状，需应用强镇痛药以缓解疼痛，并随即采用硝酸甘油或硝酸异山梨酯静脉滴注，硝酸甘油的剂量以 5μg/min 开始，以后每 5～10min 增加5μg/min，直至症状缓解或收缩压降低 1.3kPa（10mmHg），最高剂量一般不超过 80～100μg/min，一旦患者出现头痛或血压降低［SBP＜12.0kPa（90mmHg）］应迅速减少静脉滴注的剂量。维持静脉滴注的剂量以 10～30μg/min 为宜。对于中危和高危险组的患者，硝酸甘油持续静脉滴注24~48h即可,以免产生耐药性而降低疗效。

常用口服硝酸酯类药物:心绞痛缓解后可改为硝酸酯类口服药物。常用药物有硝酸异山梨酯(消心痛)和5-单硝酸异山梨酯。硝酸异山梨酯作用的持续时间为4~5h,故以每日3~4次口服为妥,对劳力性心绞痛患者应集中在白天给药。5-单硝酸异山梨酯可采用每日2次给药。若白天和夜间或清晨均有心绞痛发作者,硝酸异山梨酯可每6h给药1次,但宜短期治疗以避免耐药性。对于频繁发作的不稳定型心绞痛患者口服硝酸异山梨酯短效药物的疗效常优于服用5-单硝类的长效药物。硝酸异山梨酯的使用剂量可以从10mg/次开始,当症状控制不满意时可逐渐加大剂量,一般不超过40mg/次,只要患者心绞痛发作时口含硝酸甘油有效,即是增加硝酸异山梨酯剂量的指征,若患者反复口含硝酸甘油不能缓解症状,常提示患者有极为严重的冠状动脉阻塞病变,此时即使加大硝酸异山梨酯剂量也不一定能取得良好效果。

(2)β受体阻滞药:通过减慢心率、降低血压和抑制心肌收缩力而降低心肌耗氧量,从而缓解心绞痛症状,对改善近、远期预后有益。

对不稳定型心绞痛患者控制心绞痛症状以及改善其近、远期预后均有好处,除有禁忌证外,主张常规服用。首选具有心脏选择性的药物,如阿替洛尔、美托洛尔和比索洛尔等。除少数症状严重者可采用静脉推注β受体阻滞药外,一般主张直接口服给药。剂量应个体化,根据症状、心率及血压情况调整剂量。阿替洛尔常用剂量为12.5~25mg,每日2次,美托洛尔常用剂量为25~50mg,每日2~3次,比索洛尔常用剂量为5~10mg每日1次,不伴有劳力性心绞痛的变异性心绞痛不主张使用。

(3)钙拮抗药:通过扩张外周血管和解除冠状动脉痉挛而缓解心绞痛,也能改善心室舒张功能和心室顺应性。非二氢吡啶类有减慢心率和减慢房室传导作用。常用药物有两类:①二氢吡啶类钙拮抗药:硝苯地平对缓解冠状动脉痉挛有独到的效果,故为变异性心绞痛的首选用药,一般剂量为10~20mg,每6h1次,若仍不能有效控制变异性心绞痛的发作还可与地尔硫䓬合用,以产生更强的解除冠状动脉痉挛的作用,当病情稳定后可改为缓释和控释制剂。对合并高血压病者,应与β受体阻滞药合用。②非二氢吡啶类钙拮抗药:地尔硫䓬有减慢心率、降低心肌收缩力的作用,故较硝苯地平更常用于控制心绞痛发作。一般使用剂量为30~60mg,每日3~4次。该药可与硝酸酯类合用,亦可与β受体阻滞药合用,但与后者合用时需密切注意心率和心功能变化。

如心绞痛反复发作,静脉滴注硝酸甘油不能控制时,可试用地尔硫䓬短期静脉滴注,使用方法为5~15μg/(kg·min),可持续静滴24~48h,在静滴过程中需密切观察心率、血压的变化,如静息心率低于50/min,应减少剂量或停用。

钙通道阻滞药用于控制下列患者的进行性缺血或复发性缺血症状:①已经使用足量硝酸酯类和β受体阻滞药的患者。②不能耐受硝酸酯类和β受体阻滞药的患者。③变异性心绞痛的患者。因此,对于严重不稳定型心绞痛患者常需联合应用硝酸酯类、β受体阻滞药和钙拮抗药。

2.抗血小板治疗 阿司匹林为首选药物。急性期剂量应在150~300mg/d,可达到快速抑制血小板聚集的作用,3d后可改为小剂量即50~150mg/d维持治疗,对于存在阿司匹林禁忌证的患者,可采用氯吡格雷替代治疗,使用时应注意经常检查血象,一旦出现明显白细胞或血小板降低应立即停药。

（1）阿司匹林：阿司匹林对不稳定型心绞痛治疗目的是通过抑制血小板的环氧化酶快速阻断血小板中血栓素 A_2 的形成。因小剂量阿司匹林（50～75mg）需数天才能发挥作用。故目前主张：①尽早使用，一般应在急诊室服用第一次。②为尽快达到治疗性血药浓度，第一次应采用咀嚼法，促进药物在口腔颊部黏膜吸收。③剂量300mg，每日1次，5d后改为100mg，每日1次，很可能需终身服用。

（2）氯吡格雷：为第二代抗血小板聚集的药物，通过选择性地与血小板表面腺苷酸环化酶偶联的 ADP 受体结合而不可逆地抑制血小板的聚集，且不影响阿司匹林阻滞的环氧化酶通道，与阿司匹林合用可明显增加抗凝效果，对阿司匹林过敏者可单独使用。噻氯匹定的最严重不良反应是中性粒细胞减少，见于连续治疗2周以上的患者，易出现血小板减少和出血时间延长，亦可引起血栓性血小板减少性紫癜，而氯吡格雷则不明显，目前在临床上已基本取代噻氯匹定。目前对于不稳定型心绞痛患者和接受介入治疗的患者多主张强化血小板治疗，即二联抗血小板治疗，在常规服用阿司匹林的基础上立即给予氯吡格雷治疗至少1个月，亦可延长至9个月。

（3）血小板糖蛋白Ⅱb/Ⅲa受体抑制药：为第三代血小板抑制药，主要通过占据血小板表面的糖蛋白Ⅱb/Ⅲa受体，抑制纤维蛋白原结合而防止血小板聚集。但其口服制剂疗效及安全性令人失望。静脉制剂主要有阿昔单抗和非抗体复合物替罗非班、Lamifiban、Xemilofiban、Eptifiban、Lafradafiban 等，其在注射停止后数小时作用消失。目前临床常用药物有盐酸替罗非班注射液，是一种非肽类的血小板糖蛋白Ⅱb/Ⅲa受体的可逆性拮抗药，能有效地阻止纤维蛋白原与血小板表面的糖蛋白Ⅱb/Ⅲa受体结合，从而阻断血小板的交联和聚集。盐酸替罗非班对血小板功能的抑制的时间与药物的血浆浓度相平行，停药后血小板功能迅速恢复到基线水平。在不稳定型心绞痛患者盐酸替罗非班静脉输注可分两步，在肝素和阿司匹林应用条件下，可先给以负荷量 $0.4\mu g/$（kg·min）（30min），而后以 $0.1\mu g/$（kg·min）维持静脉点滴48h。对于高度血栓倾向的冠脉血管成形术患者盐酸替罗非班两步输注方案为负荷量 $10\mu g/kg$ 于5min内静脉推注，然后以 $0.15\mu g/$（kg·min）维持16～24h。

3. 抗凝血酶治疗　目前临床使用的抗凝药物有普通肝素、低分子肝素和水蛭素，其他人工合成或口服的抗凝药正在研究或临床观察中。

（1）普通肝素：是常用的抗凝药，通过激活抗凝血酶而发挥抗栓作用，静脉滴注肝素会迅速产生抗凝作用，但个体差异较大，故临床需化验部分凝血活酶时间（APTT）。一般将APTT延长至60～90s作为治疗窗口。多数学者认为，在 ST 段不抬高的急性冠状动脉综合征，治疗时间为3～5d，具体用法为75U/kg体重，静脉滴注维持，使 APTT 在正常的 1.5～2 倍。

（2）低分子肝素：低分子肝素是由普通肝素裂解制成的小分子复合物，分子量在 2 500～7 000，具有以下特点：抗凝血酶作用弱于肝素，但保持了抗因子 Ⅹa 的作用，因而抗因子 Ⅹa 和凝血酶的作用更加均衡；抗凝效果可以预测，不需要检测 APTT；与血浆和组织蛋白的亲和力弱，生物利用度高；皮下注射，给药方便；促进更多的组织因子途径抑制物生成，更好地抑制因子Ⅶ和组织因子复合物，从而增加抗凝效果等。许多研究均表明低分子肝素在不稳定型心绞痛和非 ST 段抬高心肌梗死的治疗中起作用至少等同或优于经静脉应用普通肝素。低分子肝素因生产厂家不同而规格各异，一般推荐量按不同厂家产品以千克体重计算皮下注射，连用一周或更长。

（3）水蛭素：是从药用水蛭唾液中分离出来的第一个直接抗凝血酶制药，通过重组技术合成的是重组水蛭素。重组水蛭素理论上优点有：无须通过 AT - Ⅲ 激活凝血酶；不被血浆蛋白中和；能抑制凝血块黏附的凝血酶；对某一剂量有相对稳定的 APTT，但主要经肾脏排泄，在肾功能不全者可导致不可预料的蓄积。多数试验证实水蛭素能有效降低死亡与非致死性心肌梗死的发生率，但出血危险有所增加。

（4）抗血栓治疗的联合应用：①阿司匹林 + ADP 受体拮抗药：阿司匹林与 ADP 受体拮抗药的抗血小板作用机制不同，一般认为，联合应用可以提高疗效。CURE 试验表明，与单用阿司匹林相比，氯吡格雷联合使用阿司匹林可使死亡和非致死性心肌梗死降低 20%，减少冠状动脉重建需要和心绞痛复发。②阿司匹林加肝素：RISC 试验结果表明，男性非 ST 段抬高心肌梗死患者使用阿司匹林明显降低死亡或心肌梗死的危险，单独使用肝素没有受益，阿司匹林加普通肝素联合治疗的最初 5d 事件发生率最低。目前资料显示，普通肝素或低分子肝素与阿司匹林联合使用疗效优于单用阿司匹林；阿司匹林加低分子肝素等同于甚至可能优于阿司匹林加普通肝素。③肝素加血小板 GP Ⅱ b/ Ⅲ a 抑制药：PUR - SUTT 试验结果显示，与单独应用血小板 GP Ⅱ b/ Ⅲ a 抑制药相比，未联合使用肝素的患者事件发生率较高。目前多主张联合应用肝素与血小板 GP Ⅱ b/ Ⅲ a 抑制药。由于两者连用可延长 APTT，肝素剂量应小于推荐剂量。④阿司匹林加肝素加血小板 GP Ⅱ b/ Ⅲ a 抑制药：目前，合并急性缺血的非 ST 段抬高心肌梗死的高危患者，主张三联抗血栓治疗，是目前最有效的抗血栓治疗方案。持续性或伴有其他高危特征的胸痛患者及准备做早期介入治疗的患者，应给予该方案。

4. 调脂治疗　血脂增高的干预治疗除调整饮食、控制体重、体育锻炼、控制精神紧张、戒烟、控制糖尿病等非药物干预手段外，调脂药物治疗是最重要的环节。近代治疗急性冠脉综合征的最大进展之一就是 3 - 羟基 - 3 甲基戊二酰辅酶 A（HMGCoA）还原酶抑制药（他汀类）药物的开发和应用，该类药物除降低总胆固醇（TC）、低密度脂蛋白胆固醇（LDL - C）、三酰甘油（TG）和升高高密度脂蛋白胆固醇（HDL - C）外，还有缩小斑块内脂质核、加固斑块纤维帽、改善内皮细胞功能、减少斑块炎性细胞数目、防止斑块破裂等作用，从而减少冠脉事件，另外还能通过改善内皮功能减弱凝血倾向，防止血栓形成，防止脂蛋白氧化，起到了抗动脉粥样硬化和抗血栓作用。随着长期的大样本的实验结果出现，已经显示他汀类强化降脂治疗和 PTCA 加常规治疗可同样安全有效地减少缺血事件。所有他汀类药物均有相同的不良反应，即胃肠道功能紊乱、肌痛及肝损害，儿童、孕妇及哺乳期妇女不宜应用。常见他汀类降调脂药见表 4 - 4。

表 4 - 4　临床常见他汀类药物剂量

药物	常用剂量（mg）	用法
阿托伐他汀（立普妥）	10 ~ 80	每天 1 次，口服
辛伐他汀（舒将之）	10 ~ 80	每天 1 次，口服
洛伐他汀（美将之）	20 ~ 80	每天 1 次，口服
普伐他汀（普拉固）	20 ~ 40	每天 1 次，口服
氟伐他汀（来适可）	40 ~ 80	每天 1 次，口服

5. 溶血栓治疗　国际多中心大样本的临床试验（TIMI ⅢB）业已证明采用 AMI 的溶栓方法治疗不稳定型心绞痛反而有增加 AMI 发生率的倾向，故已不主张采用。至于小剂量尿

激酶与充分抗血小板和抗凝血酶治疗相结合是否对不稳定型心绞痛有益，仍有待临床进一步研究。

6. 不稳定型心绞痛出院后的治疗　不稳定心绞痛患者出院后仍需定期门诊随诊。低危险组的患者1~2个月随访1次，中、高危险组的患者无论是否行介入性治疗都应1个月随访1次，如果病情无变化，随访半年即可。

UA患者出院后仍需继续服阿司匹林、β受体阻滞药。阿司匹林宜采用小剂量，每日50~150mg即可，β受体阻滞药宜逐渐增量至最大可耐受剂量。在冠心病的二级预防中阿司匹林和降胆固醇治疗是最重要的。降低胆固醇的治疗应参照国内降血脂治疗的建议，即血清胆固醇>4.68mmol/L（180mg/dl）或低密度脂蛋白胆固醇>2.60mmol/L（100mg/dl）均应服他汀类降胆固醇药物，并达到有效治疗的目标。血浆三酰甘油>2.26mmol/L（200mg/dl）的冠心病患者一般也需要服降低三酰甘油的药物。其他二级预防的措施包括向患者宣教戒烟、治疗高血压和糖尿病、控制危险因素、改变不良的生活方式、合理安排膳食、适度增加活动量、减少体重等。

八、影响不稳定型心绞痛预后的因素

1. 左心室功能　为最强的独立危险因素，左心室功能越差，预后也越差，因为这些患者的心脏很难耐受进一步的缺血或梗死。

2. 冠状动脉病变的部位和范围　左主干病变和右冠开口病变最具危险性，三支冠脉病变的危险性大于双支或单支者，前降支病变危险大于右冠或回旋支病变，近段病变危险性大于远端病变。

3. 年龄　是一个独立的危险因素，主要与老年人的心脏储备功能下降和其他重要器官功能降低有关。

4. 合并其他器质性疾病或危险因素　不稳定型心绞痛患者如合并肾衰竭、慢性阻塞性肺疾患、糖尿病、高血压、高血脂、脑血管病以及恶性肿瘤等，均可影响不稳定型心绞痛患者的预后。其中肾状态还明显与PCI术预后有关。

第三节　急性心肌梗死

心肌梗死指由于长时间缺血导致心肌细胞死亡，临床上多表现为剧烈而持久的胸骨后疼痛，伴有血清心肌损伤标志物增高及进行性心电图变化，属于急性冠状动脉综合征（acute coronary syndrome，ACS）的严重类型。基本病因是冠状动脉粥样硬化及其血栓形成，造成一支或多支血管管腔狭窄、闭塞，持久的急性缺血达20~30min以上，即可发生心肌梗死。根据心电图ST段的改变，可分为ST段抬高型心肌梗死（STEMI）和非ST段抬高型心肌梗死（NSTEMI），本节主要讨论STEMI。

一、临床表现

与梗死的范围、部位、侧支循环情况密切有关。

1. 症状　如下所述。

(1) 先兆：患者多无明确先兆，部分患者在发病前数日有乏力，胸部不适，活动时心悸、气急、烦躁、心绞痛等前驱症状，其中以新发生心绞痛（初发型心绞痛）或原有心绞痛加重（恶化型心绞痛）最为突出。

(2) 疼痛

1) 最主要、最先出现的症状。多发生于清晨，疼痛部位和性质与心绞痛相同，但程度更重，持续时间较长，可达数小时或更长，休息和含用硝酸甘油片多不能缓解。诱因多不明显，且常发生于安静时。

2) 部分患者疼痛位于上腹部，被误认为胃穿孔、急性胰腺炎等急腹症；部分患者疼痛放射至下颌、颈部、背部上方，被误认为骨关节痛。

3) 少数患者无疼痛，一开始即表现为休克或急性心力衰竭。

(3) 全身症状：除疼痛外，患者常出现烦躁不安、出汗、恐惧、胸闷或有濒死感。少部分患者在疼痛发生后 24～48h 出现发热、心动过速、白细胞增高和红细胞沉降率增快等，体温一般≤38℃，持续约一周。

(4) 胃肠道症状：疼痛剧烈时常伴有频繁的恶心、呕吐和上腹胀痛，下壁心肌梗死时更为常见，与迷走神经受坏死心肌刺激和心排血量降低，组织灌注不足等有关。肠胀气亦不少见，重症者可发生呃逆。

(5) 心律失常：见于75%～95%的患者，多发生在起病1～2天，以24h内最多见。可出现各种心律失常，如室性心律失常（期前收缩、室速、室颤）、传导阻滞（房室传导阻滞和束支传导阻滞）。

(6) 低血压和休克：疼痛期常见血压下降，未必是休克。休克多在起病后数小时至数日内发生，见于约20%的患者，主要是心源性，表现为疼痛缓解而收缩压仍低于80mmHg，有烦躁不安、面色苍白、皮肤湿冷、脉细而快、大汗淋漓、尿量减少（＜20ml/h）、反应迟钝，甚至晕厥。

(7) 心力衰竭：主要是急性左心衰竭，可在起病最初几天内发生，或在疼痛、休克好转阶段出现，发生率为32%～48%。出现呼吸困难、咳嗽、发绀、烦躁等症状，严重者可发生肺水肿。右心室梗死者可一开始即出现右心衰竭表现，有颈静脉怒张、肝大、水肿等右心衰竭表现伴血压下降。

2. 体征　如下所述。

(1) 心脏体征：①心脏浊音界可正常也可轻度至中度增大；②心率多增快，少数也可减慢、不齐；③心尖区第一心音减弱，可出现第四心音（心房性）奔马律，少数有第三心音（心室性）奔马律；④10%～20%患者在起病第2～3天出现心包摩擦音，为反应性纤维性心包炎所致，常提示透壁性心肌梗死；⑤心尖区可出现粗糙的收缩期杂音或伴收缩中晚期喀喇音，为二尖瓣乳头肌功能失调或断裂所致。

(2) 血压：除极早期血压可增高外，几乎所有患者都有血压降低。起病前有高血压者，血压可降至正常，且可能不再恢复到起病前的水平。

（3）其他：可有与心律失常、休克或心力衰竭相关的其他体征。

二、辅助检查

1. 心电图　特征如下。

（1）特征性改变：STEMI 心电图表现特点为：①ST 段抬高：多呈弓背向上型；②宽而深的 Q 波（病理性 Q 波），在面向透壁心肌坏死区的导联上出现；③T 波倒置，在面向损伤区周围心肌缺血区的导联上出现，在背向心肌梗死（MI）区的导联则出现相反的改变，即 R 波增高、ST 段压低和 T 波直立并增高。

（2）动态性演变：高大两肢不对称的 T 波（数小时）→ST 段明显抬高，可与直立 T 波形成单相曲线→R 波减低，Q 波出现（数小时至数天）→抬高 ST 段回落、T 波平坦或倒置。

（3）定位和定范围：STEMI 的定位和定范围可根据出现特征性改变的导联数来判断。

2. 超声心动图　二维和 M 型超声心动图也有助于了解心室壁的运动和左心室功能，诊断室壁瘤和乳头肌功能失调、室间隔穿孔、心脏破裂等。

3. 实验室检查　检查内容如下。

（1）起病 24~48 h 后白细胞可增至（10~20）×10^9/L，中性粒细胞增多，嗜酸性粒细胞减少或消失；红细胞沉降率（ESR）增快；C 反应蛋白（CRP）增高均可持续 1~3 周。起病数小时至 2 日内血中游离脂肪酸增高。

（2）血心肌坏死标志物动态变化：目前推荐使用的心肌损伤标志物包括肌钙蛋白 I 或 T（cTnI/cTnT）、肌红蛋白（Mb）和肌酸磷酸激酶同工酶（CK‐MB），其升高水平和时间特点见表 4-5。

表 4-5　STEMI 时心肌损伤标志物变化

升高时间	血清心肌损伤标志物			
	肌红蛋白（MB）	肌钙蛋白		CK‐MB
		cTnT	cTnI	
开始升高时间（b）	1~2	2~4	2~4	6
峰值时间（h）	4~8	10~24	10~24	18~24
持续时间（d）	0.5~1.0	5~14	5~10	2~4

注：cTnT：心脏肌钙蛋白 T；cTnI：心脏肌钙蛋白 I；CK‐MB：肌酸激酶同工酶。

肌红蛋白（Mb）对早期诊断的初筛有较高价值，但确诊有赖于 cTnI/cTnT 或 CK‐MB。Mb 和 CK‐MB 对再梗死的诊断价值较大。梗死时间较长者，cTnI/cTnT 检测是唯一的有价值检查。

三、诊断和鉴别诊断

1. 诊断标准　根据"心肌梗死全球统一定义"，存在下列任何一项时，可以诊断心肌梗死。

（1）心肌标志物（最好是肌钙蛋白）增高≥正常上限 2 倍或增高后降低，并有以下至少一项心肌缺血的证据：①心肌缺血临床症状；②心电图出现新的心肌缺血变化，即新的 ST 段改变或左束支传导阻滞；③心电图出现病理性 Q 波；④影像学证据显示新的心肌活力丧失或区域性室壁运动异常。

（2）突发、未预料的心脏性死亡，涉及心脏停搏，常伴有提示心肌缺血的症状、推测为新的 ST 段抬高或左束支传导阻滞、冠状动脉造影或尸体检验显示有新鲜血栓的证据，死亡发生在可取得血标本之前，或心脏生物标志物在血中升高之前。

（3）在基线肌钙蛋白正常，接受经皮冠状动脉介入术（PCI）的患者肌钙蛋白超过正常上限的3倍，定为 PCI 相关的心肌梗死。

（4）基线肌钙蛋白值正常，行冠状动脉旁路移植术（CABG）患者，肌钙蛋白升高超过正常上限的 5 倍并发生新的病理性 Q 波或新的左束支传导阻滞，或有冠状动脉造影或其他心肌活力丧失的影像学证据，定义为与 CABG 相关的心肌梗死。

（5）有 AMI 的病理学发现。

2. 鉴别诊断　临床发作胸痛，结合心电图和心肌损伤标志物，鉴别诊断并不困难。不要为了鉴别而耽搁急诊再灌注治疗的时间。

四、并发症

1. 乳头肌功能失调或断裂　二尖瓣乳头肌因缺血、坏死出现收缩功能障碍，二尖瓣关闭不全，心尖区出现收缩中晚期喀喇音和吹风样收缩期杂音，第一心音减弱，多伴心力衰竭。严重者，可迅速发生肺水肿，在数日内死亡。

2. 心脏破裂　少见，多在起病 1 周内出现。心室游离壁破裂则造成心包积血、急性心脏压塞而猝死。室间隔破裂造成穿孔可在胸骨左缘第 3 ~ 4 肋间出现收缩期杂音，可引起心力衰竭和休克，死亡率高。

3. 心室壁瘤　或称室壁瘤，主要见于左心室，发生率为 5% ~ 20%。体格检查可见左侧心界扩大，心脏搏动范围较广，可有收缩期杂音。瘤内发生附壁血栓时，心音减弱。心电图 ST 段持续抬高。X 线透视、摄影、超声心动图、放射性核素心脏血池显像以及左心室造影可见局部心缘突出，搏动减弱或有反常搏动。

其他并发症，如栓塞、心肌梗死后综合征等发生率较低，临床意义不大。

五、治疗

对于 STEMI 患者，治疗原则是尽快恢复心肌的血液灌注，以挽救濒死的心肌，防止梗死扩大，保护心功能。

1. 监护和一般治疗　方法如下。

（1）休息：急性期须住院、卧床休息。

（2）心电、血压监护。

（3）吸氧：对有呼吸困难和血氧饱和度降低者，最初几日间断或持续通过鼻导管面罩吸氧。

（4）护理：建立静脉通道，保持给药途径畅通。急性期 12h 卧床休息，若无并发症，24h 内应鼓励患者在床上进行肢体活动，若无低血压，第 3 天就可在病房内走动；梗死后第 4 ~ 5 天，逐步增加活动直至每天 3 次步行 100 ~ 150m。

（5）解除疼痛：除舌下含服或静脉点滴硝酸甘油外，可以使用吗啡等镇痛药缓解疼痛。

2. 抗栓治疗 治疗如下。

（1）抗血小板治疗：抗血小板治疗已成为急性 STEMI 常规治疗。

1）阿司匹林：首次 300mg 嚼服，以后 100mg/d 口服。

2）氯吡格雷：负荷量：急诊 PCI 前首次 300～600mg 顿服，静脉溶栓前 150mg（≤75岁）或 75mg（>75 岁）；常规应用剂量：75mg/d 口服。也可用替格瑞洛、普拉格雷替代。

3）替罗非班：属于静脉注射用 GP Ⅱ b/Ⅲ a 受体拮抗剂。主要用于：①高危；②拟转运进行经皮冠状动脉介入治疗（PCI）；③出血风险低（Crusade 评分 <30）；④造影显示大量血栓；⑤PCI 术中出现慢血流或无复流。

起始推注剂量为 10μg/kg，在 3min 内推注完毕，而后以 0.15μg/（kg·min）的速率维持滴注，持续 36～48h。

（2）抗凝治疗：凝血酶是使纤维蛋白原转变为纤维蛋白最终形成血栓的关键环节，因此抑制凝血酶至关重要。所有 STEMI 患者急性期均进行抗凝治疗。非介入治疗患者，抗凝治疗要达到 8 天或至出院前；行急诊介入治疗的患者，抗凝治疗可在介入术后停用或根据患者情况适当延长抗凝时间。

1）普通肝素：①溶栓治疗：可先静脉注射肝素 60U/kg（最大量 4 000U），继以 12U/（kg·h）（最大 1 000U/kg），使 APTT 值维持在对照值 1.5～2.0 倍（为 50～70s），至少应用 48h。尿激酶和链激酶均为非选择性溶栓剂，可在溶栓后 6h 开始测定 APTT 或活化凝血时间（ACT），待其恢复到对照时间 2 倍以内时开始给予皮下肝素治疗。②直接 PCI：与 GP Ⅱ b/Ⅲ a 受体拮抗剂合用者，肝素剂量应为 50～70U/kg，使 ACT >200s；未使用 GP Ⅱ b/Ⅲ a 受体拮抗剂者，肝素剂量应为 60～100U/kg，使 ACT 达到 250～350s。③对于因就诊晚、已失去溶栓治疗机会、临床未显示有自发再通情况，静脉滴注肝素治疗是否有利并无充分证据。

使用肝素期间应监测血小板计数，及时发现肝素诱导的血小板减少症。

2）低分子量肝素：使用方便，不需监测凝血时间，有条件尽量替代普通肝素。

3）磺达肝癸钠：是间接 X a 因子抑制剂，接受溶栓或未行再灌注治疗的患者，磺达肝癸钠有利于降低死亡和再梗死。而不增加出血并发症。无严重肾功能不全的患者，初始静脉注射 2.5mg，以后每天皮下注射 2.5mg，最长 8 天。在用于直接 PCI 时，应与普通肝素联合应用，以减少导管内血栓的风险。

4）比伐卢定：在直接 PCI 时，可以使用比伐卢定。先静脉推注 0.75mg/min，再静脉滴注 1.75mg/（kg·min），不需监测 ACT，操作结束时停止使用。不需要同时使用替罗非班，降低出血发生率。

3. 再灌注疗法 起病 3～6h，最多在 12h 内，使闭塞的冠状动脉再通，心肌得到再灌注，濒临坏死的心肌可能得以存活或使坏死范围缩小，减轻梗死后心肌重塑，改善预后，是一种积极的治疗措施。

（1）介入治疗（PCI）

1）直接 PCI：直接 PCI 适应证包括：①症状发作 <12h 的 STEMI 或伴有新出现的左束支传导阻滞。②在发病 36h 内发生心源性休克，或休克发生 18h 以内者。③如果患者在发病 12～24h 内具备以下 1 个或多个条件时可行直接 PCI 治疗：a. 严重心力衰竭；b. 血流动力学或心电不稳定；c. 持续缺血的证据。

2）转运 PCI：高危 STEMI 患者就诊于无直接 PCI 条件的医院，尤其是有溶栓禁忌证或虽无溶栓禁忌证但已发病 >3h 的患者，可在抗栓（抗血小板，如口服阿司匹林、氯吡格雷或肝素抗凝）治疗同时，尽快转运患者至有条件实施急诊 PCI 的医院进行治疗。

3）溶栓后紧急 PCI：接受溶栓治疗的患者无论临床判断是否再通，都应进行冠状动脉造影检查及可能的 PCI 治疗：①溶栓未再通者：尽早实施冠状动脉造影。②溶栓再通者：溶栓后 3～24h 内行冠状动脉造影检查。

（2）溶栓治疗：无条件施行介入治疗或因转送患者到可施行介入治疗的单位超过 3h，如无禁忌证应在接诊患者后 30min 内对患者实施静脉溶栓治疗。

1）适应证：①发病 12h 以内 STEMI 患者，无溶栓禁忌证，不具备急诊 PCI 治疗条件，转诊行 PCI 的时间 >3h。②对发病 12～24h 仍有进行性缺血性疼痛和至少 2 个胸导联或肢体导联 ST 段抬高 >0.1mV 的患者，若无急诊 PCI 条件，在经过选择的患者也可进行溶栓治疗。③对再梗死患者，如果不能立即（症状发作后 60min 内）进行冠状动脉造影和 PCI，可给予溶栓治疗。

2）禁忌证：①既往任何时间脑出血病史；②脑血管结构异常（如动静脉畸形）；③颅内恶性肿瘤（原发或转移）；④6 个月内缺血性卒中或短暂性脑缺血史（不包括 3h 内的缺血性卒中）；⑤可疑主动脉夹层；⑥活动性出血或者出血体质（不包括月经来潮）；⑦3 个月内的严重头部闭合性创伤或面部创伤；⑧慢性、严重、没有得到良好控制的高血压或目前血压严重控制不良（收缩压 ≥180mmHg 或者舒张压 ≥110mmHg）；⑨痴呆或已知的其他颅内病变；⑩创伤（3 周内）或者持续 >10min 的心肺复苏，或者 3 周内进行过大手术；⑪近期（4 周内）内脏出血；⑫近期（2 周内）不能压迫止血部位的大血管穿刺；⑬感染性心内膜炎；⑭5 天至 2 年内曾应用过链激酶，或者既往有此类药物过敏史（不能重复使用链激酶）；⑮妊娠；⑯活动性消化性溃疡；⑰目前正在应用口服抗凝治疗［国际标准化比值（INR）水平越高，出血风险越大］。

3）溶栓药物的选择：以纤维蛋白溶酶原激活剂激活血栓中纤维蛋白溶酶原，使之转变为纤维蛋白溶酶而溶解冠状动脉内的血栓。国内常用：①尿激酶（UK）：30min 内静脉滴注（150～200）万单位；②链激酶（SK）或重组链激酶（rSK）：以 150 万单位静脉滴注，在 60min 内滴完，用链激酶时，应注意寒战、发热等过敏反应；③重组组织型纤维蛋白溶酶原激活剂（rt-PA）：100mg 在 90min 内静脉给予：先静脉注入 15mg，继而 30min 内静脉滴注 50mg，其后 60min 内再滴注 35mg。用 rt-PA 前先用肝素 5 000U 静脉注射，用药后继续以肝素每小时 700～1 000U 持续静脉滴注共 48h，以后改为皮下注射 7 500U 每 12h 一次，连用 3～5 天（也可用低分子量肝素）。

4）溶栓成功的判断：可以根据冠状动脉造影直接判断，或根据：①心电图抬高最为明显的导联的 ST 段于 2h 内回降 >50%；②胸痛 2h 内基本消失；③2h 内出现再灌注性心律失常；④血清 CK-MB 酶峰值提前出现（14h 内）等间接判断溶栓是否成功。

六、二级预防、康复治疗与随访

STEMI 患者出院后，应继续进行科学合理的二级预防，以降低心肌梗死复发、心力衰竭以及心脏性死亡等主要不良心血管事件的危险性，并改善患者生活质量。

1. 加强宣教　促使患者改善生活方式。

（1）戒烟。

（2）病情稳定的患者建议每天进行 30～60min 的有氧运动，以不觉劳累为原则。有心功能不全者，活动量宜小。

（3）控制体重。

（4）清淡饮食，可少量饮酒。

（5）保持乐观心情。

2. 坚持药物治疗　常见药物有以下几种。

（1）抗血小板药物：若无禁忌证，所有 STEMI 患者出院后均应长期服用阿司匹林（75～150mg/d）治疗。因存在禁忌证而不能应用阿司匹林者，可用氯吡格雷（75mg/d）替代。如接受了 PCI 治疗，则同时服用阿司匹林＋氯吡格雷至少一年，以后阿司匹林长期服用。

（2）ACEI 和 ARB 类药物：若无禁忌证，所有伴有心力衰竭（LVEF＜45%）、高血压、糖尿病或慢性肾病的 STEMI 患者均应长期服用 ACEI。具有适应证但不能耐受 ACEI 治疗者，可应用 ARB 类药物。

（3）β 受体阻滞药：若无禁忌证，所有 STEMI 患者均应长期服用 β 受体阻滞药治疗，并根据患者耐受情况确定个体化的治疗剂量。

（4）醛固酮受体拮抗剂（螺内酯）：无明显肾功能能损害和高血钾的心肌梗死后患者，经过有效剂量的 ACEI 与 β 受体阻滞药治疗后其 LVEF＜40% 者，可考虑应用螺内酯治疗，但须密切观察高钾血症等不良反应。

3. 控制心血管危险因素　有以下几种。

（1）控制血压：STEMI 患者出院后应继续进行有效的血压管理。对于一般患者，应将其血压控制于＜140/90mmHg，合并慢性肾病者应将血压控制于＜130/80mmHg。

（2）调脂治疗（同稳定型心绞痛调脂治疗）。

（3）血糖管理：对所有 STEMI 患者均应常规筛查其有无糖尿病。对于确诊糖尿病的患者，应将其糖化血红蛋白（HbA1c）控制在 7% 以下；若患者一般健康状况较差、糖尿病病史较长、年龄较大时，宜将 HbA1c 控制于 7%～8%。

第五章

心脏瓣膜病

第一节　二尖瓣狭窄

一、病因和病理改变

临床上所见的二尖瓣狭窄（mitral stenosis），绝大多数都是风湿热的后遗病变，因二尖瓣狭窄而行人工瓣膜置换术的患者中，99%为风湿性二尖瓣狭窄。但有肯定的风湿热病史者仅占60%；在少见病因中，主要有老年人的二尖瓣环或环下钙化以及婴儿及儿童的先天性畸形；更罕见的病因为类癌瘤及结缔组织病；有人认为，病毒（特别是 Coxsackie 病毒）也可引起慢性心脏瓣膜病，包括二尖瓣狭窄。淀粉样沉着可以发生在风湿性瓣膜病变的基础上并导致左房灌注障碍。Lutembacher 综合征为二尖瓣狭窄合并房间隔缺损。左房肿瘤（特别是黏液瘤）、左房内球瓣栓塞以及左房内的先天性隔膜如三房心，也可引起左房血流障碍，而与二尖瓣狭窄引起的血流动力学改变相似，但这些情况不属于二尖瓣器质性病变的范畴。风湿性心脏病患者中大约25%为单纯二尖瓣狭窄，40%为二尖瓣狭窄合并关闭不全。二尖瓣狭窄的患者中约2/3为女性。

在风湿热病程中，一般从初次感染到形成狭窄，估计至少需要2年，一般常在5年以上的时间，多数患者的无症状期在10年以上。

风湿性二尖瓣狭窄的基本病理变化是瓣叶和腱索的纤维化和挛缩，瓣叶交界面相互粘连。交界粘连、腱索缩短，使瓣叶位置下移，严重者如漏斗状，漏斗底部朝向左房，尖部朝向左室。在正常人，血流可自由通过二尖瓣口，经乳头肌间和腱索间进入左室。在风湿性二尖瓣狭窄的患者，腱索融合，瓣叶交界融合，造成血流阻塞，引起一系列病理生理改变。

正常二尖瓣口面积约 $4 \sim 6cm^2$。当二尖瓣受风湿性病变侵袭后，随着时间的推移，瓣口面积逐渐缩小。瓣口面积缩小至 $1.5 \sim 2.0cm^2$ 时，属轻度狭窄；$1.0 \sim 1.5cm^2$ 时，属中度狭窄；$< 1.0cm^2$ 时属重度狭窄。

二、病理生理

二尖瓣狭窄时，基本的血流动力学变化是：在心室舒张期，左房左室之间出现压力阶差，即跨二尖瓣压差。轻度二尖瓣狭窄，"压差"仅见于心室快速充盈期；严重狭窄，"压差"见于整个心室舒张期。值得注意的是在同一患者，跨二尖瓣压差的高低还与血流速度有关。后者不仅决定于心排血量，还决定于心室率。心室率加快，舒张期缩短，左房血经二尖瓣口流入左室的时间缩减，难于充分排空。在心排量不变的情况下，心室率增快，跨二尖瓣压差增大，左房压力进一步升高。临床可见不少原来无症状的二尖瓣狭窄患者，一旦发生心房颤动，心室率增快时，可诱发急性肺水肿。流体力学研究证明，瓣口面积恒定的情况下，跨瓣压差是血流速度平方的函数，也就是说，流速增加一倍，跨瓣压差将增加三倍。

（一）左房－肺毛细血管高压

瓣口面积大于 $2.0cm^2$ 时，除非极剧烈的体力活动，左房平均压一般不会超过肺水肿的压力阈值（$25 \sim 30mmHg$），因此患者不会有明显不适。瓣口面积 $1.5 \sim 2.0cm^2$ 时，静息状态，左房－肺毛细血管平均压低于肺水肿的压力阈值；但在中度活动时，由于血流加快，再加上心跳加快，心室舒张期缩短，二尖瓣两侧压差增大，左房－肺毛细血管平均压迅速超过肺水肿的压力阈值，因此可出现一过性间质性肺水肿。活动停止，左房，肺毛细血管压又迅速下降，肺间质内液体为淋巴回流所清除，肺水肿减轻或消失。这类患者，安静时无症状，但在较重的体力活动时，则表现出呼吸困难。

瓣口面积 $1.0 \sim 1.5cm^2$，左房－肺毛细血管压持续在高水平，轻微活动，甚至休息时，也可能超过肺水肿的压力阈值，因此，患者常主诉劳力性气促和阵发性夜间呼吸困难。稍微活动，即可诱发急性肺泡性肺水肿。左房－肺毛细血管高压期，心排血量大体正常，患者无明显疲乏感。

（二）肺动脉高压

二尖瓣狭窄患者肺动脉高压产生机制包括：①左房压力升高，逆向传导致肺动脉压被动升高；②左房高压，肺静脉高压触发反射性肺小动脉收缩；③长期而严重的二尖瓣狭窄导致肺小动脉壁增厚。从某种意义上说，肺血管的这些变化有一定的保护作用，因毛细血管前阻力增高，避免较多的血液进入肺毛细血管床，减少肺水肿的发生。然而，这种保护作用是以右心排血量减少为代价的。

随着肺动脉压力进行性增高，劳力性呼吸困难、阵发性夜间呼吸困难、急性肺水肿等表现会逐渐减轻。但右室功能受损表现及心排血量减少的症状逐渐明显。

瓣口面积 $1.5 \sim 2.0cm^2$ 时，可有阵发性左房－肺毛细血管高压，但肺动脉压一般不高。

瓣口面积 $1.0 \sim 1.5cm^2$，持续性左房－肺毛细血管高压，肺动脉压也可以被动性升高。

瓣口面积 $<1.0cm^2$，肺动脉压主动性地、明显地升高，而左房－肺毛细血管压略有下降，心排出量也下降。患者常诉疲乏无力，劳动耐量减低。

（三）左心房电活动紊乱

二尖瓣狭窄和风湿性心脏炎可引起左房扩大、心房肌纤维化、心房肌排列紊乱。心房肌排列紊乱，进一步导致心房肌电活动传导速度快慢不一，不应期长短有别。由自律性增高或折返激动所形成的房性期前收缩，一旦落在心房肌易损期即可诱发心房颤动。心房颤动的发生与二尖瓣狭窄的严重程度、左房大小、左房压高低密切相关。开始时，心房颤动呈阵发性。心房颤动本身又可促进心房肌进一步萎缩，左房进一步扩大，心房肌传导性和不应性差距更为显著，心房颤动逐渐转为持续性。

$40\% \sim 50\%$ 症状性风湿性二尖瓣狭窄患者，合并有心房颤动。

二尖瓣狭窄早期，一般为窦性心律。

当瓣口面积 $1.0 \sim 1.5 cm^2$，可发生阵发性心房颤动。心房颤动发作时，心室率快而不规则，心室舒张期短，每可诱发急性肺水肿。

当瓣口面积 $< 1.0 cm^2$，常为持久性心房颤动。因此，持久性心房颤动，多提示血流动力学障碍明显。

（四）心室功能改变

二尖瓣口面积 $> 1.0 cm^2$，左房，肺毛细血管压升高，肺动脉压力也可被动性升高。但是，这种程度的肺动脉高压，不会引起明显的右室肥厚，更不会引起右室衰竭。二尖瓣口面积 $< 1.0 cm^2$ 时，肺动脉压主动性地、明显地升高，甚至超过体循环压水平。长期压力负荷增重，右室壁代偿性肥厚，继之右室扩大，右室衰竭。

Grash 等研究发现，约 1/3 的风湿性二尖瓣狭窄患者存在左室功能异常，其原因尚有争议。一般认为，二尖瓣口狭窄，舒张期左室充盈减少，前负荷降低，导致心排血量降低。Silverstein 则认为，风湿性炎症造成的心肌损害、心肌内在收缩力降低为其主要原因。临床上，外科二尖瓣分离术后，左室射血分数不能随二尖瓣口面积的扩大而增加，也支持 Silverstein 的观点。Holzer 则指出，二尖瓣狭窄时，心排血量降低与冠状动脉供血不足、心肌收缩力受损有关。还有人提出，二尖瓣狭窄时，右室后负荷增重，收缩状态改变，可影响左室功能。汤莉莉等对 20 例风湿性二尖瓣狭窄患者行球囊扩张术，术前及术后测定多种左室功能指标，发现术前各项左室功能降低主要与前负荷不足有关。这一结论与外科二尖瓣分离术所得结论相矛盾，其原因可能是外科手术中全麻开胸等多种因素改变了心肌收缩力以及心脏的前、后负荷的结果。

（五）血栓前状态出现

血栓前状态是指机体促凝和天然抗凝机制的平衡失调，具体地讲，是血管内皮细胞、血小板、血液抗凝、凝血、纤溶系统及血液流变等发生改变所引起的有利于血栓形成的病理状态。

血栓栓塞是二尖瓣狭窄的常见的、严重的并发症。据统计，该病血栓栓塞并发症的发生率约 20%，二尖瓣狭窄合并心房颤动时，血栓栓塞的危险性较窦性心律时提高 3 ~ 7 倍。有学者对 34 例二尖瓣狭窄患者的止血系统多项指标进行过研究，结果发现，这类患者止血系统多个环节发生异常，即存在着血栓前状态。其严重程度与二尖瓣口狭窄严重程度相关，合并心房颤动者较窦性心律者更为严重。

（六）心血管调节激素的改变

如前所述，随着二尖瓣狭窄的发生和发展，左房压力逐渐增高，继之肺动脉压力升高，右室负荷增重，最终将导致右心衰竭。这些血流动力学改变必然会启动机体一系列心血管调节激素的代偿机制。

1. 心钠素分泌的变化　近年来发现，心脏具有分泌心钠素的功能，在一些心血管疾病中，其分泌可发生程度不等的变化。Leddome 在狗的左心房放置一气囊，造成二尖瓣口的部分阻塞以模拟二尖瓣狭窄。研究结果显示血浆心钠素浓度随左房压力升高而升高。Daussele 发现严重二尖瓣狭窄但不伴右心衰竭的患者，外周血心钠素浓度为正常人的 7 ~ 10 倍。多数学者（包括外国学者）认为二尖瓣狭窄时，血心钠素水平升高的主要原因是左房压力升高刺激心房壁肌细胞分泌心钠素。Waldman 发现二尖瓣狭窄时，血心钠素水平不仅与左房压力有关，而且与左房容积和左房壁张力有关。Malatino 通过对 24 例二尖瓣狭窄患者的研究发现，心房颤动组与窦性心律组相比，左房内径较大，血心钠素水平较高；心房颤动组血心钠素水平与左房压力高低无关。这一结果说明，心房快速颤动，心房容量增大，心房壁显著扩张是二尖瓣狭窄合并心房颤动患者血心钠素升高的主要原因。

二尖瓣狭窄患者血心钠素水平升高的意义在于：①促进水钠排泄；②抑制肾素－血管紧张素－醛固酮系统的分泌；③扩张肺动脉、降低肺动脉压或推迟肺动脉高压的发生；④降低交感神经兴奋性。

2. 肾素－血管紧张素－醛固酮系统的变化　　二尖瓣狭窄时，肾素－血管紧张素－醛固酮系统（RAS）随病程的变化而有不同的改变。早期，即左房高压期，心肺压力感受器兴奋，交感神经活性减弱，血中肾素－血管紧张素－醛固酮系统水平降低。一旦肺动脉压力明显升高或右心衰竭出现，心排血量下降，重要脏器供血不足，交感神经及 RAS 兴奋，相关心血管调节激素分泌增加，血中去甲肾上腺素、肾素、醛固酮水平升高。体外试验证明，心钠素与 RAS 是一对相互拮抗的心血管调节激素。但对二尖瓣狭窄患者的研究发现，血浆心钠素水平与 RAS 系统的变化似乎相关性不大。Luwin 等发现，经皮二尖瓣球囊扩张（PB-MV）术后 10～60 分钟，心钠素水平下降同时肾素、醛固酮水平上升；Ishikura 等报告，PB-MV 术前，心钠素水平显著升高，肾素、醛固酮水平也显著升高，血管紧张素水平无明显变化；术后，血心钠素水平显著下降，同时肾素、血管紧张素Ⅱ、醛固酮水平未见明显上升。

上述资料说明，二尖瓣狭窄患者，体内 RAS 变化是很复杂的，可能受多种机制所控制。

3. 血管加压素分泌的变化　　血管加压素由垂体分泌，左房也有感受器，其分泌受血浆晶体渗透压和左房容量双重调节。二尖瓣狭窄患者，左房容量增加，左房内感受器兴奋，血管加压素水平升高；PBMV 术后，左房容量下降，血管加压素水平也降低。

三、临床表现

（一）症状

1. 呼吸困难　　劳力性呼吸困难为最早期症状，主要由肺的顺应性减低所致。由于肺血管充血和间质水肿而使活动能力降低。日常活动时即有左室灌注受阻和呼吸困难的患者，一般有端坐呼吸并有发生急性肺水肿的危险。后者可由劳累、情绪激动、呼吸道感染、性交、妊娠或快速房颤等而诱发。肺血管阻力显著升高的患者，右室功能受损，致右室排血受阻，因此，这类患者很少有突然的肺毛细血管压力升高，故反而较少发生急性肺水肿。由于二尖瓣狭窄是一种缓慢进展性疾病，患者可以逐渐调整其工作和生活方式，使之接近于静息水平，避免了呼吸困难发生。若行运动试验，方可客观判断心功能状态。

2. 咯血　　可表现为下列几种形式。

（1）突然的咯血（有时称之为肺卒中），常为大量，偶可致命。系由于左房压突然升高致曲张的支气管静脉破裂出血所造成，多见于二尖瓣狭窄早期，无肺动脉高压或仅有轻、中度肺动脉高压的患者；后期因曲张静脉壁增厚，咯血反而少见。

（2）痰中带血或咳血痰，常伴夜间阵发性呼吸困难，此与慢性支气管炎、肺部感染和肺充血或毛细血管破裂有关。

（3）粉红色泡沫痰，为急性肺水肿的特征，由肺泡毛细血管破裂所致。

（4）肺梗死，为二尖瓣狭窄合并心力衰竭的晚期并发症。咳血性痰是由于毛细血管有渗血和肺组织有坏死的缘故。

3. 胸痛　二尖瓣狭窄的患者中，约15%有胸痛，其性质有时不易与冠状动脉疾患所致的心绞痛相区别。有人认为可能是由于肺动脉高压以致肥大的右室壁张力增高，同时由于心排血量降低致右室心肌缺血所致，或继发于冠状动脉粥样硬化性狭窄，其确切机制尚不明。大多数患者通过成功的二尖瓣分离术或扩张术，胸痛症状可以得到缓解。

4. 血栓栓塞　为二尖瓣狭窄的严重并发症，约20%的患者在病程中发生血栓栓塞，其中约15%～20%由此导致死亡。在开展抗凝治疗和外科手术以前，二尖瓣狭窄患者中约1/4死于血栓栓塞。血栓形成与心排血量减低、患者的年龄和左心耳的大小有关。此外，瓣膜钙质沉着可能是一危险因素，有10%的二尖瓣钙化的患者，在施行瓣膜分离术后发生栓塞。有栓塞病史的患者，在手术时左房中常见不到血栓。发生栓塞者约80%有心房颤动。若患者发生栓塞时为窦律，则可能原有阵发性房颤或合并有感染性心内膜炎，或原发病为心房黏液瘤而并非是二尖瓣狭窄。栓塞可能是首发症状，甚至发生在劳力性呼吸困难以前。35岁以上的房颤患者，尤其是伴有心排血量降低和左心耳扩大者是发生栓塞最危险的因素，因此应该给予预防性的抗凝治疗。

临床所见约半数的栓塞发生在脑血管。冠状动脉栓塞可导致心肌梗死和（或）心绞痛，肾动脉栓塞可引起高血压。约25%的患者可反复发生或为多发性栓塞，偶尔左房内有巨大血栓，似一带蒂的球瓣栓子，当变换体位时可阻塞左房流出道或引起猝死。

5. 其他　左房显著扩大、气管－支气管淋巴结肿大、肺动脉扩张可压迫左侧喉返神经，引起声嘶；此外，由于食管被扩张的左房压迫可引起吞咽困难。发生右心衰竭者，常有纳差、腹胀、恶心、呕吐等消化系统症状，小便量亦少。

（二）体征

1. 望诊和触诊　严重二尖瓣狭窄可出现二尖瓣面容，特征是患者两颊呈紫红色。发生机制是，心排血量减低，周围血管收缩。二尖瓣狭窄，尤其是重度二尖瓣狭窄，心尖搏动往往不明显（左室向后移位）。若能触及与第一心音（S_1）同时出现的撞击（tapping）感，其意义与S_1亢进等同，提示二尖瓣前内侧瓣活动性好。令患者左侧卧位，可在心尖区触及舒张期震颤。肺动脉高压时，胸骨左缘第2肋间触及肺动脉瓣震荡感，胸骨左缘触及右室抬举感；当右室明显扩大，左室向后移位，右室占据心尖区，易将右室搏动误为左室搏动。

2. 听诊　二尖瓣狭窄，在心尖区多可闻及亢进的第一心音，它的存在提示二尖瓣瓣叶弹性良好，当二尖瓣瓣叶增厚或钙化，这一体征即告消失。随着肺动脉压增高，肺动脉瓣关闭音变响，传导也较广，甚至在主动脉瓣听诊区及心尖区可闻及；第二心音分裂变窄，最后变成单一心音。重度肺动脉高压，还可在胸骨左缘第2肋间闻及喷射音，吸气时减弱，呼气时增强；在胸骨左缘2～3肋间闻及肺动脉关闭不全的格－史（Graham－Steell）杂音；在胸骨左下缘闻及三尖瓣关闭不全的收缩期杂音以及右室源性的第三心音和第四心音。

二尖瓣开瓣音（opening snap），在心尖区采用膜型胸件易于闻及，往往与亢进的S_1同时存在，二者均提示二尖瓣瓣叶弹性良好。钙化仅累及二尖瓣瓣尖，该音依然存在，但累及二尖瓣瓣体时，该音即告消失。开瓣音与主动脉瓣关闭音之间的时距愈短，提示二尖瓣狭窄愈重；相反，则愈轻。

二尖瓣狭窄最具诊断价值的听诊是，在心尖区用钟型胸件听诊器听诊可闻及舒张期隆隆样杂音，左侧卧位尤易检出。该杂音弱时，仅局限于心尖区；强时，可向左腋下及胸骨左缘传导。杂音响度与二尖瓣狭窄轻重无关，但杂音持续时间却与之相关，只要左侧房室压力阶差超过 3mmHg，杂音即持续存在。轻度二尖瓣狭窄，杂音紧跟开瓣音之后出现，但持续时间短暂，仅限于舒张早期，但舒张晚期再次出现；严重二尖瓣狭窄，杂音持续于整个舒张期，若为窦性心律，则呈舒张晚期增强。二尖瓣狭窄舒张期隆隆样杂音在下述情况下可能被掩盖：胸壁增厚，肺气肿，低心排血量状态，右室明显扩大，二尖瓣口高度狭窄。这种二尖瓣狭窄谓之"安静型二尖瓣狭窄"。对疑有二尖瓣狭窄的患者，常规听诊未发现杂音，可令患者下蹲数次，或登梯数次，再左侧卧位，并于呼气末听诊，可检出舒张期隆隆性杂音。

（三）辅助检查

1. X 线检查　X 线所见与二尖瓣狭窄的程度和疾病发展阶段有关，仅中度以上狭窄的病例在检查时方可发现左房增大（极度左房扩大罕见），肺动脉段突出，左支气管抬高，并可有右室增大等。后前位心影如梨状，称为"二尖瓣型心"。主动脉结略小，右前斜位吞钡检查可发现扩张的左房压迫食管，使其向后并向左移位，左前斜位检查易发现右室增大。老年患者常有二尖瓣钙化，青壮年患者亦不少见，以荧光增强透视或断层 X 线检查最易发现二尖瓣钙化。肺门附近阴影增加，提示肺静脉高压所致的慢性肺瘀血和肺间质水肿。

2. 心电图检查　轻度二尖瓣狭窄者，心电图正常。其最早的心电图变化为具特征性的左房增大的 P 波，P 波增宽且呈双峰型，称之为二尖瓣型 P 波（$P_{II} > 0.12$ 秒，$PtfV_1 \leqslant -0.03mm \cdot s$，电轴在 $+45° \sim -30°$ 之间），见于 90% 显著二尖瓣狭窄患者。随着病情发展，当合并肺动脉高压时，则显示右室增大，电轴亦可右偏。病程晚期，常出现心房颤动。

3. 超声心动图检查　超声心动图对二尖瓣狭窄的诊断有较高的特异性，除可确定瓣口有无狭窄及瓣口面积之外，尚可帮助了解心脏形态，判断瓣膜病变程度及决定手术方法，对观察手术前后之改变及有无二尖瓣狭窄复发等方面都有很大价值。

超声诊断的主要依据如下。

（1）二维超声心动图上见二尖瓣前后叶反射增强，变厚，活动幅度减小，舒张期前叶体部向前膨出呈气球状，瓣尖处前后叶的距离明显缩短，开口面积亦变小。

（2）M 型超声心动图示二尖瓣前叶曲线上，舒张期正常的双峰消失，E 峰后曲线下降缓慢，EA 间凹陷消失，呈特征性城墙状。根据狭窄程度的不同，下降速度亦有差异，与此相应，E 峰后下降幅度即 EA 间垂直距离减小；二尖瓣前叶与后叶曲线呈同向活动；左房扩大，右室及右室流出道变宽，有时还可发现左房内有血栓形成。

（3）Doppler 图像上舒张期可见通过二尖瓣口的血流速率增快。

（4）Doppler 超声心动图运动试验：运动试验可用于某些二尖瓣狭窄患者，以了解体力活动的耐受水平，揭示隐匿的二尖瓣狭窄的相关症状。运动试验可与 Doppler 超声心动图相结合，以评价二尖瓣狭窄在运动时的血流动力学。Doppler 超声心动图运动实验通常是在运动中止后静息状态下行 Doppler 检查。Doppler 超声心动图主要用于下列情况：①证实无症状的二尖瓣狭窄，患者具有良好的运动能力，在强度和日常生活活动相等的工作负荷状态下可以无症状；②评价运动期间肺动脉收缩压；③对于那些有症状但静息状态下检查却只有轻度二尖瓣狭窄的患者，可用这种方法了解运动时血流动力学变化。

四、并发症

(一) 心房颤动

见于重度二尖瓣狭窄的患者，左房明显增大是心房颤动能持续存在的解剖基础；出现心房颤动后，心尖区舒张期隆隆样杂音可减轻，收缩期前增强消失。

(二) 栓塞

常见于心房颤动患者，以脑梗死最为多见，栓子也可到达四肢、肠、肾脏和脾脏等处；右房出来的栓子可造成肺栓塞或肺梗死；少数病例可在左房中形成球瓣栓塞，这种血栓可占据整个左房容积的1/4，若堵住二尖瓣口则可造成晕厥，甚至猝死。

(三) 充血性心力衰竭或急性肺水肿

病程晚期大约有50%～75%发生充血性心力衰竭，并是导致死亡的主要原因，呼吸道感染为诱发心力衰竭的常见原因，在年轻女性患者中，妊娠和分娩常为主要诱因。急性肺水肿是高度二尖瓣狭窄的严重并发症，往往由于剧烈体力活动、情绪激动、感染、妊娠或分娩、快速房颤等情况而诱发，上述情况均可导致左室舒张充盈期缩短和左房压升高，因而使肺毛细血管压力增高，血浆易渗透到组织间隙或肺泡内，故引起急性肺水肿。

(四) 呼吸道感染

二尖瓣狭窄患者，由于常有肺静脉高压、肺瘀血，故易合并支气管炎和肺炎。临床上凡遇心力衰竭伴发热、咳嗽的患者时，即应考虑到合并呼吸道感染的可能，应及时给予抗生素治疗，以免诱发或加重心力衰竭。显著二尖瓣狭窄的患者，一般不易感染肺结核。

五、自然病程

由于介入治疗和外科治疗的飞速发展，使得了解二尖瓣狭窄以及其他类型瓣膜病的自然病程相当困难。仅有少数资料能提供二尖瓣狭窄病程信息。在温带地区，如美国和西欧，首次风湿热发生后15～20年才出现有症状的二尖瓣狭窄。从心功能Ⅱ级进展为心功能Ⅲ～Ⅳ级约需5～10年；在热带和亚热带地区，病变进展速度相对较快。经济发展程度和种族遗传因素也可能起一定作用。如在印度，6～12岁儿童即可患有严重的二尖瓣狭窄，但在北美和西欧，有症状的二尖瓣狭窄却见于45～65岁。Sagie采用Doppler超声心动图对103例二尖瓣狭窄患者进行随访后指出，二尖瓣口面积减小速率为$0.09cm^2/$年。

外科治疗二尖瓣狭窄出现前的年代，有关二尖瓣狭窄自然病程的资料提示，症状一旦出现，预后不良，其5年存活率在心功能Ⅲ级为62%，Ⅳ级为15%。1996年，Horstkotte报告一组拒绝行手术治疗的有症状的二尖瓣狭窄患者，5年存活率为44%。

六、治疗

二尖瓣狭窄患者，可发生肺水肿、心力衰竭、心律失常以及血栓栓塞等并发症，已如前述。一般来说，二尖瓣狭窄患者，若未出现并发症，可不必治疗，但应防止受凉，注意劳逸结合，应用长效青霉素预防乙型溶血性链球菌感染；有并发症者，宜选择适当方式进行治疗。

二尖瓣狭窄的治疗方式分内科治疗和外科治疗两方面。此处只介绍内科治疗部分。

（1）β受体阻滞剂：由于二尖瓣狭窄合并间质性肺水肿或肺泡性肺水肿的主要成因是二尖瓣口的机械性阻塞，二尖瓣跨瓣压差增大，左房压力和肺静脉－肺毛细血管压力增高。二尖瓣跨瓣压差与心率、心排血量之间的关系是：压力阶差＝心排血量/（K·舒张充盈期）（K为一常数，包含二尖瓣口面积）。心排血量增加或舒张充盈期缩短可导致压力阶差上升。若能减慢心率及（或）降低心排出量，就可降低二尖瓣跨瓣压差，降低左房、肺静脉－毛细血管压，减轻患者肺瘀血症状。

1977年，Steven等对8例单纯二尖瓣狭窄呈窦性心律的患者进行了研究，用普萘洛尔2mg静脉注射，注射前及注射后10分钟测心率、肺小动脉楔嵌压、左室收缩压、左室舒张压以及心排血量。结果显示心率下降（13.0±2.6）次/分（P＜0.01），心排血量下降（0.5±0.2）L/min（P＜0.05），二尖瓣跨瓣压差下降（7.1±1.6）mmHg（P＜0.05），肺小动脉楔嵌压下降（6.9±1.2）mmHg（P＜0.01），左室收缩压下降（5.1±2.6）mmHg（P＞0.05），左室舒张末期压力无变化。

有学者也曾用普萘洛尔静脉注射抢救单纯二尖瓣狭窄合并急性肺水肿的患者，还曾用普萘洛尔口服治疗单纯二尖瓣狭窄合并慢性肺瘀血的患者，疗效均非常满意。β受体阻滞剂能有效地减慢窦房结冲动，因此可用于：①二尖瓣狭窄合并窦性心动过速；②二尖瓣狭窄合并窦性心动过速和急性肺水肿；③二尖瓣狭窄合并快速型室上性心律失常。

（2）钙通道阻滞剂：如维拉帕米和硫氮草酮，这两种药物均能直接作用于窦房结，减慢窦性频率；还可作用于房室结，延缓房室传导。但是这两种药物还能扩张周围血管，引起交感神经兴奋，间接地使窦性频率加快，房室结传导加速。因此，钙通道阻滞剂对房室结和窦房结的净效应与剂量相关，为有效减慢窦性心律，延缓房室传导，常须用中等剂量或大剂量。由于用量较大，常发生诸如头痛、便秘、颜面潮红及肢体水肿等不良反应。所以这种药物，多用作洋地黄的辅助用药，以减慢快速心房颤动患者的心室率。

（3）洋地黄制剂：对窦房结基本无直接作用，但能有效地抑制房室结，延缓房室传导。对二尖瓣狭窄、窦性心动过速合并肺水肿的患者，临床应用价值有限，甚至有人认为有害。对二尖瓣狭窄快速心房颤动合并肺水肿者，应用洋地黄制剂，疗效满意。

应该指出的是：洋地黄对静息状态下的快速心房颤动，能显著减慢心室率，在应激状态下，洋地黄控制心房颤动的心室率的能力较差。其原因在于：洋地黄减慢房室结传导的作用，主要是通过兴奋迷走神经实现的，在应激状态下，交感神经兴奋，房室传导加速，这种交感神经的兴奋作用超过迷走神经的抑制作用，因此心房颤动患者心室率难以减慢，为解决这一问题，可加用β受体阻滞剂或钙通道阻滞剂，辅助洋地黄控制应激状态下心房颤动患者的心室率。

经皮球囊二尖瓣成形术的禁忌证包括：①左房内血栓形成；②近期（3个月）内有血栓栓塞史；③中、重度二尖瓣关闭不全；④左室附壁血栓；⑤右房明显扩大；⑥心脏、大血管转位；⑦主动脉根部明显扩大；⑧胸、脊柱畸形。

第二节　主动脉瓣狭窄

一、病因和病理改变

主动脉狭窄（aortic stenosis）的病因主要有三种，即先天性病变，炎症性病变和退行性病变。单纯性主动脉瓣狭窄，极少数为炎症性，多为先天性或退行性，而且多见于男性。

（一）先天性主动脉瓣狭窄

先天性主动脉瓣狭窄，可来源于单叶瓣畸形，双叶瓣畸形，也可来源于三叶瓣畸形。

单叶瓣畸形，可引起严重的先天性主动脉瓣狭窄，是导致婴儿死亡的重要原因之一。

双叶瓣畸形本身不引起狭窄，但先天性瓣膜结构异常致紊流发生，损伤瓣叶，进而纤维化，钙化，瓣膜活动度逐渐减低，最后造成瓣口狭窄。这一过程常需数十年，因此此型狭窄多见于成人。部分双叶瓣畸形患者，也可表现为单纯先天性主动脉瓣关闭不全，或者既有狭窄又有关闭不全。双叶瓣畸形患者，常伴有升主动脉扩张，主动脉根部扩张也可引起主动脉瓣关闭不全。

三叶瓣畸形表现为三个半月瓣大小不等，部分瓣叶交界融合。虽然三叶瓣畸形主动脉瓣的功能可能终身保持正常，但不少患者，由于瓣叶结构异常，紊流发生，导致瓣膜纤维化，钙化，最终也可出现瓣口狭窄。

（二）炎症性主动脉瓣狭窄

引起炎症性主动脉瓣狭窄的病因主要为风湿热，其他少见病因如系统性红斑狼疮、风湿性心脏病等。主动脉瓣受风湿热侵袭后，主动脉瓣交界粘连，融合，瓣叶挛缩，变硬，瓣叶表面可有钙化沉积，主动脉瓣口逐渐缩小。风湿性主动脉瓣狭窄常同时有关闭不全，而且总是与二尖瓣病并存。

（三）退行性主动脉狭窄

与年龄相关的退行性（钙化性）主动脉瓣狭窄现已成为成年人最常见的主动脉瓣狭窄。Otto 等报告，65 岁以上的老年人中退行性钙化性主动脉瓣狭窄的发生率为 2%，主动脉瓣硬化（超声表现为主动脉瓣叶不规则增厚）但无明显狭窄的发生率为 29%。一般认为后者为一种早期病变。退行性病变过程包括有增生性炎症，脂类聚集，血管紧张素转化酶激活，巨噬细胞和 T 淋巴细胞浸润，最后骨化，该过程类似于血管钙化。瓣膜钙化呈进行性发展，起初仅发生于瓣叶与瓣环交界处，继之累及瓣膜，使之僵硬，活动度减低。

退行性钙化性主动脉瓣狭窄，常与二尖瓣环钙化并存，二者具有相同的易患因素，这些易患因素也同时是血管壁粥样硬化的易患因素，包括低密度脂蛋白胆固醇升高、糖尿病、吸烟、高血压等。回顾性研究提示，长期应用他汀类药物，可使退行性钙化主动脉瓣狭窄进展减缓。前瞻性试验研究也证实了这一结论。

二、病理生理

正常主动脉瓣口面积为 $3 \sim 4 cm^2$。当瓣口面积缩小至 $1.5 \sim 2.0 cm^2$ 为轻度狭窄；$1.0 \sim 1.5 cm^2$ 为中度狭窄；$< 1.0 cm^2$ 为重度狭窄。主动脉瓣狭窄的基本血流动力学特征是左室前

向射血受阻。一般来说，只有当主动脉瓣口面积缩小至正常的 1/3 或更多时，才会对血流产生影响。随着瓣口面积缩小，狭窄程度加重，心肌细胞肥大，左室呈向心性肥厚，左室游离壁和室间隔厚度增加，舒张末期左室腔内径缩小。

由于主动脉瓣狭窄在若干年内呈进行性加重，为维持同样的心排血量，左室腔内收缩压代偿性上升，收缩期跨主动脉瓣压差增大，左室射血时间延长。

主动脉瓣重度狭窄时，反映左室收缩功能的各种指标可能保持在正常范围内，但却有明显的舒张功能异常，表现为左室壁顺应性减低，左室壁松弛速度减慢，左室舒张末期压力升高；左房增大，收缩力增加。

左室肥厚，室壁顺应性降低，舒张末期压力上升。随之而来的是左房压、肺静脉压和肺毛细血管压力升高。反映这种左室舒张功能异常的临床表现是劳力性呼吸困难。病程的早期阶段，即在左室舒张功能减低的时候，收缩功能仍保持正常。随着时间的推移，收缩功能也逐渐下降，反映收缩功能的各项指标如心排血量、射血分数、射血速率相继减低，收缩末期容积稍增加，左室腔轻度增大，左室舒张压和左房压进一步升高。

左室一旦显著肥厚，心房对心室充盈的重要性就更为突出。心房收缩，可使左室舒张末期压提高至 $20 \sim 35 \mathrm{mmHg}$，即使无左室收缩功能或舒张功能不全时也是如此。但是，左房平均压升高却不甚明显，因而不会引起肺瘀血或劳力性呼吸困难。这类患者，一旦出现心房颤动，说明左室舒张压和左房压显著升高，极易发生急性肺水肿。

左室心内膜下心肌，在正常情况下就易于发生缺血、缺氧，在有显著的心室壁向心性肥厚时，情况更是如此。之所以如此，原因有多种：①左室肥厚，氧耗增加；②血管增长，尤其是毛细血管的增长不能与心肌肥厚同步进行；③从心肌毛细血管到肥大心肌细胞之间的弥散距离增大；④收缩时间延长，一方面使收缩期张力 - 时间曲线乘积增大，氧耗增加；另一方面使舒张期缩短，冠状动脉灌注减少，供氧减少；⑤左室舒张末期压力升高妨碍心内膜下心肌灌注；⑥心肌内压力升高，也限制了收缩期及舒张期的冠状动脉血流；⑦主动脉腔内压力减低，冠状动脉灌注压下降。因此，某些严重的主动脉瓣狭窄的患者，虽无冠状动脉疾病，也可发生心绞痛或心肌梗死。

还有一种较少见的情况是，主动脉瓣狭窄的患者，由于肥厚的室间隔妨碍了右室向肺动脉射血，肺动脉 - 右室收缩压差增大，此即所谓 Bernheim 现象。

三、临床表现

生后即发现主动脉瓣区收缩期杂音，以后又持续存在，提示为先天性主动脉瓣狭窄。

生命后期出现杂音，提示获得性主动脉瓣狭窄。晚发心脏杂音患者，又有风湿热病史，提示风湿性主动脉瓣狭窄；单纯主动脉瓣狭窄而又缺乏风湿热病史患者，90% 以上为非风湿性主动脉瓣狭窄；70 岁后，出现主动脉瓣区收缩期杂音，提示退行性钙化性病变。

（一）症状

主动脉瓣狭窄患者，无症状期长，有症状期短。无症状期，3% ~5% 患者可因心律失常猝死。有症状期，突出表现为所谓三联征，即心绞痛、晕厥和心力衰竭。未经手术治疗患者，三联征出现，提示预后不良，有心绞痛者，平均存活 5 年；有晕厥者，3 年；有心力衰竭者，2 年。预期寿限一般不超过 5 年。此期，也有 15% ~20% 发生猝死。

1. 心绞痛　对于重度主动脉瓣狭窄来说，这是一种最早出现又是最常见（50% ~70%）

的症状。

与典型心绞痛所不同的是，这种患者的心绞痛发生于劳力后的即刻而不是发生在劳力当时；含服硝酸甘油也能迅速缓解疼痛，但易于发生硝酸甘油晕厥。

心绞痛产生的原因有三：①心肌氧耗增加。心肌氧耗决定于左室收缩压和收缩时间的乘积。主动脉瓣狭窄患者，这两项参数皆增高，因而氧耗增高。②50%主动脉瓣狭窄患者可合并冠状动脉粥样硬化性狭窄。③极少数患者，主动脉瓣上钙化性栓子脱落后引起冠状动脉栓塞。

2. 晕厥　发生率为15%~30%。多发生于劳力当时，也可发生于静息状态下。晕厥发生前，多有心绞痛病史。

也有部分患者，并无典型晕厥发生，只表现为头晕、眼花或晕倒倾向，此谓之近晕厥（near syncope）。近晕厥与晕厥具有同样的预后意义。

晕厥发生的机制可能为：①劳力期间，全身小动脉发生代偿性扩张，此时心脏不能随之增加心排血量；②劳力期间，并发室性心动过速或心室颤动；③劳力期间，并发房性快速性心律失常或一过性心脏阻滞。

3. 左心衰竭　表现为劳力性呼吸困难、端坐呼吸、阵发性夜间呼吸困难，乃至急性肺水肿。

左心衰竭之所以发生，开始阶段是由于左室舒张功能不全，以后又有左室收缩功能不全的参与。

此外，严重主动脉瓣狭窄的患者，可发生胃肠道出血，部分原因不明，部分可能由于血管发育不良，特别是右半结肠的血管畸形所致，较常见于退行性钙化性主动脉瓣狭窄。主动脉瓣置换术后一般出血可停止。年轻的主动脉瓣畸形患者较易发生感染性心内膜炎；钙化性主动脉瓣狭窄可发生脑栓塞或身体其他部位的栓塞，如视网膜动脉栓塞可引起失明。

疾病晚期可出现各种心排血量降低的临床表现，如疲倦、乏力、周围性发绀等，最后亦可发展至右心衰竭乃至全心衰竭。偶尔，右心衰竭先于左心衰竭，此可能由于Bernheim现象所致。

（二）体征

1. 动脉压　主动脉瓣明显狭窄者，脉压一般小于50mmHg，平均为30~40mmHg，收缩压极少超过200mmHg。但是，合并主动脉瓣关闭不全者以及老年患者的收缩压可达180mmHg，脉压可达60mmHg。因此不能单凭动脉脉压来预测狭窄的严重程度。

2. 颈动脉搏动　主动脉瓣狭窄患者，颈动脉搏动减弱或消失。如果将触诊颈动脉与听诊心脏结合起来，可以发现颈动脉搏动上升缓慢，搏动高峰紧靠主动脉瓣关闭音（A_2）或与A_2同时发生。颈动脉搏动消失或者只有收缩期震颤，提示极严重的主动脉瓣狭窄。主动脉瓣狭窄合并关闭不全，或者合并动脉硬化者，颈动脉搏动可以正常。

3. 主动脉瓣关闭音　主动脉瓣狭窄，A_2延迟或减低，因此在心底部只听到单一第二心音；也可出现第二心音的反常分裂。

4. 主动脉瓣喷射音　在主动脉瓣狭窄的患者中，年龄越轻，越可能闻及主动脉瓣喷射音；年长患者，多半不能闻及。这种喷射音多发生在心尖部，其存在与否与主动脉瓣关闭音的响度密切相关。A_2减低，多无喷射音；A_2正常，多有喷射音。

5. 主动脉瓣狭窄性杂音　这种杂音的特征是：响亮、粗糙、呈递增-递减型，在胸骨右缘 1~2 肋间或胸骨左缘听诊最清楚，可向颈动脉，尤其是右侧颈动脉传导，10% 主动脉瓣狭窄患者，收缩期杂音最响部位在心尖部，特别是老年患者或者合并有肺气肿的患者易于发生这种情况。一般来说，杂音愈响，持续时间愈长，高峰出现愈晚，提示狭窄程度愈重。主动脉瓣狭窄患者，出现左心衰竭时，由于心排血量减少，杂音响度减低，甚至消失，隐匿性主动脉狭窄可能是顽固性心力衰竭的原因，应该注意搜寻。

四、实验室检查

（一）心电图

心电图的序列变化能较准确地反映"狭窄"的病程经过和严重程度：①轻度狭窄，心电图多属正常；②中度狭窄，心电图正常，或者 QRS 波群电压增高伴轻度 ST - T 改变；③重度狭窄，右胸前导联 S 波加深，左胸前导联 R 波增高，在 R 波增高的导联 ST 段压低、T 波深倒置。心电轴多无明显左偏。偶尔，心电图呈"微性梗死"图形，表现为右胸导联 R 波丢失。

心电图变化，还具有一定的预后意义。在主动脉瓣狭窄而发生猝死患者中，70% 患者心电图呈现左室肥厚伴 ST - T 改变，只 9% 的患者心电图正常。如果一系列心电图上，左室肥厚呈进行性加重，提示狭窄性病变在加重。

主动脉瓣狭窄患者，不论病情轻重，一般为窦性心律。如果出现心房颤动，年龄较轻者，提示合并有二尖瓣病变；年龄较长者，说明病程已属晚期。如前所述，这类患者，特别是同时有二尖瓣环钙化者，可出现各种心脏阻滞，其中以一度房室传导阻滞和左束支传导阻滞最常见，三度房室传导阻滞较少见。

（二）X 线检查

主动脉瓣狭窄患者，心影一般不大。但心形略有变化，即左心缘下 1/3 处稍向外膨出。

75%~85% 患者可呈现升主动脉扩张，扩张程度与狭窄的严重性相关性差，显著扩张提示主动脉瓣二瓣畸形或者合并有关闭不全。主动脉结正常或轻度增大。部分患者可见主动脉瓣钙化，35 岁以上的患者，透视未见主动脉瓣明显钙化可排除严重主动脉瓣狭窄。

左房呈轻度增大。如果左房明显扩大，提示二尖瓣病变、肥厚性主动脉瓣狭窄，或者主动脉瓣狭窄程度严重。

（三）超声心动图检查

可显示主动脉瓣开放幅度减小（常小于 15mm），开放速度减慢，瓣叶增厚，反射光点增大提示瓣膜钙化；主动脉根部扩大，左室后壁及室间隔呈对称性肥厚，左室流出道增宽。二维超声心动图可以发现二叶、三叶主动脉瓣畸形，如有瓣膜严重钙化、瓣膜活动度小、左室肥厚三项同时存在，则提示主动脉瓣狭窄严重。

Doppler 超声可测心脏及血管内的血流速度，通过测定主动脉瓣口血流速度可计算出最大跨瓣压力阶差，亦可计算出主动脉瓣口面积，此结果与通过心导管测定的数字有良好的相关性。若将 Doppler 超声与放射性核素心血管造影联合检查，则计算出的主动脉瓣口面积的准确度更大。

（四）导管检查

对于 35 岁以上的患者，特别是具有冠心病危险因素的患者，应加作冠状动脉造影，以了解有无冠心病伴存。这类患者，不宜行左室造影。

（五）磁共振显像

可了解左室容量、左室质量、左室功能。也可对主动脉瓣狭窄严重程度作定量评价。

五、治疗

（一）无症状期处理

对于无症状的主动脉瓣狭窄患者，内科治疗包括：①劝告患者避免剧烈的体力活动；②各种小手术（如镶牙术、扁桃体摘除术等）术前，选用适当的抗生素以防止感染性心内膜炎；③风湿性主动脉瓣狭窄可考虑终生应用磺胺类药物或青霉素，预防感染性心内膜炎；④一旦发生心房颤动，应及早行电转复，否则可导致急性左心衰竭。

（二）有症状期

1. 手术治疗　凡出现临床症状者，即应考虑手术治疗。

2. 主动脉瓣球囊成形术（balloon aortic valvuloplasty）　这是20世纪80年代狭窄性瓣膜病治疗的一个进展，其优点在于无需开胸、创伤小、耗资低，近期疗效与直视下瓣膜分离术相仿。经30多年临床实践证明，该治疗方法有许多不足之处，诸如多数患者术后仍有明显的残余狭窄，主动脉瓣口面积增加的幅度极为有限，远期再狭窄发生率及死亡率均很高，因此应用受到限制。具体内容见心脏瓣膜病介入治疗章节。

第三节　三尖瓣狭窄

一、病因和病理

三尖瓣狭窄（tricuspid stenosis）几乎均由风湿病所致，少见的病因有先天性三尖瓣闭锁、右房肿瘤及类癌综合征。右房肿瘤的临床特征为症状进展迅速，类癌综合征更常伴有三尖瓣反流。偶尔，右室流入道梗阻可由心内膜心肌纤维化、三尖瓣赘生物、起搏电极及心外肿瘤引起。

风湿性三尖瓣狭窄几乎均同时伴有二尖瓣病变，在多数患者中主动脉瓣亦可受累。尸检资料提示，风湿性心脏病患者中大约15%有三尖瓣狭窄，但临床能诊断者大约仅5%。

风湿性三尖瓣狭窄的病理变化与二尖瓣狭窄相似，腱索有融合和缩短，瓣缘融合，形成一隔膜样孔隙，瓣叶钙化少见。

三尖瓣狭窄也较多见于女性，可合并三尖瓣关闭不全或与其他任何瓣膜的损害同时存在。右房明显扩大，心房壁增厚，也可出现肝脾大等严重内脏瘀血的征象。

二、病理生理

当运动或吸气使三尖瓣血流量增加时，右房和右室的舒张期压力阶差即增大。若平均舒张期压力阶差超过5mmHg时，即足以使平均右房压升高而引起体静脉瘀血，表现为颈静脉充盈、肝大、腹腔积液和水肿等体征。

三尖瓣狭窄时，静息心排血量往往降低，运动时也难以随之增加，这就是为什么即使存在二尖瓣病，左房压、肺动脉压、右室收缩压正常或仅轻度升高的原因。

三、临床表现

（一）症状

三尖瓣狭窄致低心排血量引起疲乏，体静脉瘀血可引起消化道症状及全身不适感，由于颈静脉搏动的巨大"a"波，使患者感到颈部有搏动感。虽然患者常同时合并有二尖瓣狭窄，但二尖瓣狭窄的临床症状如咯血、阵发性夜间呼吸困难和急性肺水肿却很少见。若患者有明显的二尖瓣狭窄的体征而无肺瘀血的临床表现时，应考虑可能同时合并有三尖瓣狭窄。

（二）体征

主要体征为胸骨左下缘低调隆隆样舒张中晚期杂音，可伴舒张期震颤，可有开瓣拍击音。增加体静脉回流方法可使之更明显，呼气及 Valsalva 动作屏气期使之减弱。风湿性者常伴二尖瓣狭窄，后者常掩盖本病体征。

三尖瓣狭窄常有明显体静脉瘀血体征，如颈静脉充盈、有明显"a"波，吸气时增强，晚期病例可有肝大、腹腔积液及水肿。

（三）辅助检查

1. X 线检查　主要表现为右房明显扩大，下腔静脉和奇静脉扩张，但无肺动脉扩张。

2. 心电图检查　示 P_{II}、V_1 电压增高（$>0.25mV$）；由于多数三尖瓣狭窄患者同时合并有二尖瓣狭窄，故心电图亦常示双房肥大。

3. 超声心动图检查　其变化与二尖瓣狭窄时观察到的相似，M 型超声心动图常显示瓣叶增厚，前叶的射血分数斜率减慢，舒张期与隔瓣呈矛盾运动，三尖瓣钙化和增厚；二维超声心动图对诊断三尖瓣狭窄较有帮助，其特征为舒张期瓣叶呈圆顶状，增厚、瓣叶活动减低、开放受限。

四、诊断及鉴别诊断

根据典型杂音、右房扩大及体循环瘀血的症状和体征，一般即可做出诊断。对诊断有困难者，可行右心导管检查，若三尖瓣平均跨瓣舒张压差大于 2mmHg，即可诊断为三尖瓣狭窄。应注意与右房黏液瘤、缩窄性心包炎等疾病相鉴别。

五、治疗

限制钠盐摄入及应用利尿剂，可改善体循环瘀血的症状和体征。严重三尖瓣狭窄（舒张期跨三尖瓣压差 $>5mmHg$，瓣口面积 $<2.0cm^2$），应考虑手术治疗。由于几乎总合并有二尖瓣病，两个瓣膜病变应同期进行矫治。

第六章

心肌病

第一节　扩张型心肌病

扩张型心肌病（dilated cardiomyopathy，DCM）以心室进行性扩大伴心肌收缩功能减退为主要特征，病变常为弥漫性，可累及双侧心室，早期表现为舒张功能不全，继之出现收缩功能障碍，左心室射血分数（LVEF）降低，心室舒张末期压力升高，发生充血性心力衰竭，常伴有心律失常和血栓栓塞。扩张型心肌病是原发性混合性心肌病中常见的类型，发病呈增长趋势，在我国的发病率为 13/10 万 ~84/10 万，男性多于女性（2.5∶1），是心力衰竭的第 3 位病因。本文重点阐述近年来扩张型心肌病的诊治进展。

一、病因

扩张型心肌病的病因迄今未明，从流行病学与临床特征推测，可能与多种因素有关。近年来，将组织形态学、病毒学和免疫学检查相结合对扩张型心肌病进行了较为深入的研究，从而提出感染 – 免疫机制可能起着最为重要的作用。

（一）病毒感染

实验研究表明，柯萨奇 B 组病毒感染引起的心肌炎可发展为扩张型心肌病，病毒持续感染和分子模拟是诱发感染后自身免疫应答的关键机制，通过氨基酸序列分析已证实病毒蛋白与心肌特异性蛋白具有相同的抗原决定簇；临床前瞻性随访提示急性病毒性心肌炎 10% ~15% 患者可演变为扩张型心肌病。近年来，分子生物学技术应用于心肌活检标本中肠道病毒 RNA 的检测，为病毒性心肌炎和扩张型心肌病的关系提供了更有力的佐证。目前认为，病毒性心肌炎演变为扩张型心肌病的病理生理进程可分为 3 个阶段：急性病毒感染、免疫细胞浸润和心肌重塑。在疾病演变的进程中，细胞内蛋白降解系统发挥着重要作用，主要包括泛素 – 蛋白酶体通路和溶酶体通路，前者降解异常蛋白质和短寿命调节蛋白；后者通过自噬作用降解长寿命蛋白质和受损细胞器。

（二）免疫反应

病毒感染触发的免疫反应在持久性心肌损害的病理生理进程起着关键作用。扩张型心肌病患者血清中能检测到多种抗心肌特异性蛋白抗体，包括抗心肌线粒体 ADP/ATP 载体抗体、抗肌球蛋白抗体、抗 β_1 受体抗体、抗 M 胆碱能受体抗体，可作为扩张型心肌病的辅助诊断方法。研究发现，抗 ADP/ATP 载体抗体和抗 β_1 受体抗体均可延长心肌细胞动作电位时程、激活心肌细胞膜 L 型钙通道，增加钙内流和胞质游离钙浓度，导致心肌细胞内钙超载和细胞毒性损害，该效应可以分别被钙离子拮抗剂和 β 受体阻滞剂抑制。T 淋巴细胞在感染后免疫应答中发挥着重要作用，自然杀伤细胞活性减低削弱了机体的防御能力，抑制性 T 淋巴细胞数量及功能亦减低，由此发生细胞介导的免疫反应，引起心肌细胞损伤。

（三）遗传因素

遗传因素在扩张型心肌病的发生、发展过程中起着至关重要的作用，特别是分子生物学技术的应用，明确了心肌病研究领域的新方向。美国心脏病学会（AHA）2006 年公布的心肌病定义和分类的专家共识中从基因组和分子定位的高度阐述了心肌病的发病机制，体现了对心肌病的最新认识。传统上认为扩张型心肌病多为散发流行，但近年来发现有群聚现象，通过家系调查及超声心动图对患者亲属筛查证实，有 25% ~ 30% 的患者为家族性扩张型心肌病，可表现为不同基因多种突变产生的遗传异质性、遗传方式多样性以及临床表现型的多样性。目前遗传因素致病性主要表现为心肌细胞结构元件的异常；心肌肌原纤维蛋白的基因突变；突变影响能量的供应和调节；核膜组成元件缺乏可能影响了胞质和胞核之间的信号转导；心脏离子通道突变。

（四）其他

营养不良、酒精中毒、内分泌异常、化学或毒素作用、心肌代谢紊乱及冠脉微血管痉挛亦可能致病。

二、病理生理

扩张型心肌病的主要病理生理特点是心肌收缩力减弱，导致心脏泵血功能障碍。早期神经内分泌激活，通过加快心率维持心排血量；后期左心室排空受限，心室舒张和收缩末期容积增加，左心室射血分数减少，心室进行性增大，进展为充血性心力衰竭；终末期由于相对性三尖瓣关闭不全和肺小动脉病变导致肺动脉高压，使右心功能不全症状更为显著。心肌细胞肥大、间质纤维化以及心室重构影响心肌细胞离子通道功能，可引起各种类型的心律失常。

三、临床诊断

扩张型心肌病的早期临床表现隐匿或不典型，以致临床上早期诊断非常困难。超声心动图对扩张型心肌病具有形态学诊断和血流动力学评判意义，在诊断和鉴别诊断上具有重要的价值，它不难排除心包疾病、心脏瓣膜病、先心病和肺心病。心脏超声检查可见心脏扩大以左心室、左心房最为常见，并伴室壁弥漫性运动减弱，收缩期和舒张末期心室容量增加，室壁厚度可正常或变薄；二尖瓣和三尖瓣可因心室扩大和瓣环扩张而发生相对性关闭不全。缺血性心肌病亦可见心脏扩大，室壁多节段运动减弱，临床上对此鉴别困难者需作选择性冠状动脉造影。近年来研究认为，检测患者血清中抗心肌特异性蛋白抗体可以作为扩张型心肌病的辅助诊断方法。心内膜心肌活检对扩张型心肌病的临床诊断价值有限，但仍具有组织形态学诊断价值，有助于与特异性心肌病和急性心肌炎的鉴别诊断。

自 1995 年世界卫生组织和国际心脏病学会联合会（WHO/ISFC）心肌病分类出台以来，心肌病的相关研究取得了显著进展，特别是心肌病分子遗传学领域取得了突破性进展。2006

年 AHA 发布了现代心肌病的定义和分类，2008 年欧洲心脏病学会（ESC）公布的心肌病分类与 AHA 的分类有很大不同。我国分别在 1987 年、1999 年举行的全国心肌炎、心肌病专题研讨会上对心肌病的定义、分类和诊断标准进行了修订。

在采纳 WHO/ISFC 报告的基础上，中国心肌病诊断与治疗建议工作组于 2007 年重新修订的扩张型心肌病诊断标准具有临床指导意义。其诊断参考标准如下：①左心室舒张期末内径（LVEDd）>5.0cm（女性）和 >5.5cm（男性）。②LVEF <45% 和（或）左心室缩短速率（FS）<25%。③更为科学的是 LVEDd >2.7cm/m^2，体表面积（m^2）= 0.006 1 × 身高（cm）+ 0.012 8 × 体重（kg）- 0.152 9，更为保守的评价 LVEDd 大于年龄和体表面积预测值的 117%，即预测值的 2 倍 SD +5%。临床上主要以超声心动图作为诊断依据，X 线胸片、心脏核素、心脏计算机断层扫描和磁共振成像有助于诊断。在进行诊断时需要排除引起心肌损害的其他疾病，如高血压、冠心病、心脏瓣膜病、先心病、心动过速性心肌病、心包疾病、系统性疾病、肺心病和神经肌肉性疾病。

四、治疗进展

目前扩张型心肌病尚缺乏有效的治疗手段，临床上往往采取综合治疗措施。尽管长期规范化的药物治疗在一定程度上能够改善远期预后，延长患者的生命，但无法从根本上逆转心功能进行性恶化的病理生理进程。本病的病死率较高，年病死率 25% ~ 45%，猝死的发生率高达 30%。临床治疗的主要目标在于改善心力衰竭症状、控制心律失常、预防猝死和血栓栓塞、延缓病情进展、提高患者的生活质量和生存率。

（一）病因治疗

对于不明原因的扩张型心肌病要积极寻找病因，排除任何引起心肌疾病的可能病因并给予积极治疗，控制呼吸道感染、禁酒、戒烟、改变不良的生活方式。患者应摄取易消化、富含维生素和蛋白质的食物，严格限制钠盐的摄入。

（二）药物治疗

2005 年美国成人慢性心力衰竭诊断与治疗指南将心力衰竭分为 4 个阶段：有发展为心力衰竭高度危险的患者（阶段 A）；有心脏结构异常或重塑但尚无心力衰竭症状的患者（阶段 B）；目前或曾经有心力衰竭症状的患者（阶段 C）；难治性终末期心力衰竭患者（阶段 D）。扩张型心肌病初次诊断时患者的心功能状态各异，因此有必要针对心力衰竭的各个阶段进行规范化药物治疗，临床上通常将扩张型心肌病分为 3 期。

在早期阶段，仅仅是心脏结构的改变，超声心动图示心脏扩大、收缩功能受损，尚无心力衰竭的临床表现。此阶段针对病因的治疗最为关键，应积极进行早期药物干预治疗，包括 β 受体阻滞剂、血管紧张素转换酶抑制剂（ACEI），可减少心肌损伤并延缓病变发展。

在中期阶段，超声心动图示心脏扩大、LVEF 降低并有心力衰竭的临床表现，应按慢性收缩性心力衰竭治疗指南进行规范化治疗：存在液体潴留的患者应严格限制钠盐摄入，合理使用利尿剂；所有无禁忌证者应使用 ACEI，不能耐受者改用血管紧张素受体拮抗剂（ARB）；所有病情稳定且 LVEF <40% 的患者应使用 β 受体阻滞剂，应在 ACEI 和利尿剂应用的基础上加用 β 受体阻滞剂，需从小剂量开始，若患者能耐受则每 2 周将剂量加倍，以达到静息心率不小于 55 次/min 为目标剂量；在有中、重度心力衰竭表现又无肾功能严重受

损的患者，可使用醛固酮受体拮抗剂和洋地黄类药物；有心律失常导致心源性猝死发生风险的患者，可针对性选择抗心律失常药物治疗。

在晚期阶段，超声心动图示心脏扩大、LVEF 明显降低并有顽固性终末期心力衰竭的临床表现。此阶段在应用利尿剂、ACEI/ARB、洋地黄类药物治疗基础上，可考虑短期应用磷酸二酯酶抑制剂，药物不能改善症状者建议考虑非药物治疗方案。晚期阶段患者扩大心腔内形成附壁血栓很常见，栓塞是本病的常见合并症；尽管有报道阿司匹林片有可能抑制 ACEI 类药物的作用，但对于有发生栓塞性疾病风险且无禁忌证的患者常规应用阿司匹林，预防附壁血栓形成；对已有附壁血栓和发生血栓栓塞的患者必须长期抗凝治疗，口服华法林，调整剂量使国际化标准比值（INR）保持在 2.0 ~ 3.0 之间。

（三）猝死的预防

室性心律失常和心源性猝死是扩张型心肌病的常见症状，预防猝死主要是控制诱发室性心律失常的可逆性因素：①纠正心力衰竭，降低室壁张力。②纠正低钾、低镁血症。③抑制神经内分泌激活，合理应用 ACEI 和 β 受体阻滞剂。④避免利尿剂、洋地黄类药物的不良反应。

胺碘酮为Ⅲ类广谱抗心律失常药，通过阻滞钾通道延长动作电位时程，致心律失常作用发生率低，可以有效地控制恶性室性心律失常，对预防猝死有一定作用。部分患者伴病态窦房结综合征或房室传导阻滞，安装永久性心脏起搏器有助于提高心率、增加心搏量、改善临床症状；少数患者存在严重的室性心律失常，最优化药物治疗 3 个月仍不能控制，LEF < 35% 伴心力衰竭症状 NYHA 心功能Ⅱ ~ Ⅲ级、预期维持较好生活质量前提下存活 1 年以上的患者建议置入埋藏式心脏复律除颤器（implantable cardioverter defibrillator，ICD），作为一级预防措施，以预防心源性猝死的发生。

（四）心脏再同步化治疗

大约 1/3 LVEF 降低、NYHA 心功能Ⅲ ~ Ⅳ级的扩张型心肌病患者，QRS 波群时限大于 120ms，呈完全性左束支传导阻滞或室内传导阻滞图形，存在双侧心室收缩不同步，可考虑心脏再同步化治疗（cardiac resynchronization therapy，CRT），通过左右心室同步起搏纠正不同步收缩，改善心脏泵功能和血流动力学而不增加氧耗量，并使衰竭心脏产生适应性改变，能改善药物治疗效果不佳的中、重心衰患者的症状，显著提高运动耐量，改善生活质量，降低住院率和病死率。大规模多中心随机临床试验资料提示，LVEF < 35%、NyHA 心功能Ⅲ ~ Ⅳ级、QRS 间期 > 120ms 伴有室内传导阻滞的严重心力衰竭患者是 CRT 的适应证，对伴发恶性室性心律失常患者，应考虑接受 CRT – D 治疗。

（五）免疫学治疗

扩张型心肌病患者免疫介导心肌细胞损伤的机制已初步阐明，临床检测抗心肌特异性蛋白抗体进行病因诊断，有助于对早期诊断的患者进行免疫学治疗。针对抗 ADP/ATP 载体抗体选用钙离子拮抗剂、抗 β₁ 受体抗体选用 β 受体阻滞剂，可以阻止免疫介导的心肌损害，部分逆转扩张型心肌病的病理生理进程；研究表明应用免疫吸附方法清除抗 β₁ 受体抗体能使扩张型心肌病患者的心功能显著改善；新近诊断患者静脉应用免疫球蛋白，通过调节炎症因子与抗炎因子之间的平衡，产生良好的抗炎效应并改善患者心功能；经组织学证实存在心肌免疫损伤的患者应用环磷酰胺、抗 CD4 单抗可以抑制辅助性 T 细胞介导产生抗心肌自身抗体，早期阻止扩张型心肌病的进展。

（六）干细胞移植

骨髓干细胞是具有自我复制和多向分化潜能的多能干细胞，可作为受损心肌组织修复的供体细胞。骨髓单个核细胞（BMMNCs）作为多潜能干细胞的混合体，在扩张型心肌病领域的应用研究尚处于起步阶段，可能为终末期心力衰竭患者提供新的治疗方法。临床上，BMMNCs 获取方便，自体移植不会发生免疫排斥反应，也不存在伦理问题。小样本临床试验表明，自体 BMMNCs 移植是治疗终末期扩张型心肌病的安全而有效的方法。但作为一种探索性的治疗方法，将其广泛应用于临床仍有许多问题亟待解决，移植后的骨髓干细胞在不同状态心肌微环境中的分化和转归尚有待于明确。有理由相信，随着基础和临床研究的深入开展，经冠状动脉自体 BMMNCs 移植可能为终末期心力衰竭患者的细胞重建和功能恢复提供具有里程碑意义的治疗策略。

（七）基因治疗

随着分子生物学技术的发展和对扩张型心肌病认识的深入，发现基因缺陷是部分患者发病机制中的重要环节，通过基因治疗扩张型心肌病也成为目前研究热点。肝细胞生长因子（HGF）是一种有效的促血管生成剂，在抗心肌细胞凋亡和纤维化方面有独特效果。实验研究发现，应用 HGF 基因治疗自发性心肌病仓鼠，可以抑制心肌重塑、改善心脏收缩功能、延长寿命；转染单核细胞趋化蛋白 - 1 基因治疗可明显减轻自身免疫性心肌炎。基因治疗方法的探索将有助于寻找治疗家族遗传性心肌病的方法。

（八）脑钠素

脑钠素（BNP）是利钠利尿肽系统的肽类激素，具有利钠、利尿、降压和舒张血管平滑肌的作用。短期应用外源性 BNP 可以改善心力衰竭各项指标，包括增加心脏指数、降低肺毛细血管楔压、降低平均肺动脉压、降低心脏容量负荷和压力负荷。基因重组人 BNP 可以降低扩张型心肌病患者的住院率和病死率，该药的远期疗效和安全性尚有待于多中心大规模随机临床试验加以证实。

第二节　肥厚型心肌病

肥厚型心肌病（hypertrophic cardiomyopathy，HCM）是以心肌非对称性肥厚，心室腔变小，左心室充盈受阻，舒张期顺应性下降为特征的心肌病。我国患病率 180/10 万，以 30 ~ 50 岁多见，临床病例中男多于女，女性患者症状出现早且较重。本病常为青年猝死的原因。

一、病因

属于常染色体显性遗传病，50% 的患者有明显家族史，心肌肌节收缩蛋白基因突变是主要的致病因素。已证实 15 个基因及四百余种突变与肥厚型心肌病相关。还有人认为儿茶酚胺分泌增多、原癌基因表达异常、细胞内钙调节异常、高血压、高强度运动等，均为肥厚型心肌病的促进因子。

二、病理

特征性改变是不对称性室间隔增厚，也可为均匀肥厚型、心尖肥厚型、左心室前侧壁肥厚型、左心室后壁肥厚型和右心室肥厚型等，心室腔变小，常伴有二尖瓣肥厚。光镜下见心肌细胞肥大、形态特异、排列紊乱，局限性或弥漫性间质纤维化，尤以左心室室间隔改变显著。冠状动脉多无异常，但心肌壁内小冠状动脉可有管壁增厚，管腔变小。电镜下可见肌纤维排列紊乱，线粒体肿胀，溶酶体增多。

2003 年美国心脏病学会/欧洲心脏病学会（ACC/ESC）专家共识将肥厚型心肌病分为：①梗阻性肥厚型心肌病，安静状态下左心室腔与主动脉瓣下压力阶差≥30mmHg；②隐匿梗阻性肥厚型心肌病，安静时压力阶差＜30mmHg，负荷运动时压力阶差≥30mmHg；③非梗阻性肥厚型心肌病，安静和负荷状态下压力阶差均＜30mmHg。

三、病理生理

一方面，肥厚的室间隔在心室收缩时突向左心室流出道造成流出道梗阻，使左心室射血阻力增加，心排血量减少，引起低血压和脑供血不足的表现（如头晕、晕厥等）；左心室收缩末期残余血量增多，左心室舒张末期压力、舒张末期容积增高，左心室代偿性肥大，最后失代偿，进而引起肺淤血、肺动脉高压、左心衰竭的一系列临床表现。由于收缩期血流经过流出道狭窄处时的漏斗效应（指快速血流产生的负压），吸引二尖瓣前叶前移，使其靠近室间隔，既加重左心室流出道梗阻，也造成二尖瓣关闭不全。

另一方面，肥厚的心肌使室壁僵硬度增加，左心室顺应性下降，心室充盈受阻，心室壁内血液供应减少，导致心室舒张功能减低。

四、临床表现

临床表现因分型不同而差异很大。部分患者可无自觉症状，仅在体检或猝死时才被发现。常见症状有：①心悸：由于心室功能的改变或发生各种心律失常引起；②心绞痛：由于肥厚的心肌需血量增多，冠状动脉供血相对不足或舒张期冠状动脉血流灌注减少所致；③劳力性呼吸困难：多发生在劳累后，由于左心室舒张末期压力增高，进而肺淤血所致；④乏力、低血压、头晕、晕厥，由于左心室流出道梗阻，左心室顺应性减低而充盈不佳，导致体循环供血不足，尤其是脑供血不足所致；⑤晚期可出现心力衰竭、各种心律失常。本病成人死亡原因多为猝死，而猝死原因多为室性心律失常，特别是心室颤动等。

体格检查随病变的范围和程度不同而有差别。轻者体征不明显。常见的阳性体征有心浊音界向左扩大，胸骨左缘中下段或心尖区内侧闻及较粗糙的递增、递减型喷射性收缩期杂音，可伴震颤，为左心室流出道狭窄所致。凡能改变左心室容量和射血速度的因素都可使杂音的响度发生改变，如增强心肌收缩力药物（用洋地黄类药物、静脉滴注异丙肾上腺素），体力劳动，硝酸甘油（同时扩张静脉，减少静脉回流），Valsalva 动作（增加胸腔压力，减少回心血量，使左心室容量减少，心肌射血加快加强）及取站立位，均可使杂音增强。相反，使用 β 受体阻滞剂，取下蹲位，下肢被动抬高，紧握拳时，使心肌收缩力下降或伴左心室容量增加，均可使杂音减弱。约 50％ 患者在心尖区可听到收缩中晚期或全收缩期吹风样杂音，为二尖瓣关闭不全的表现。第二心音可呈反常分裂，是由于左心室射血受阻，主动脉瓣延迟关闭所致。可闻及第三或第四心音。

五、辅助检查

1. 心电图　常见左心室肥厚和 ST - T 改变。心尖肥厚型心肌病患者表现为左心室高电压伴左胸导联 ST 段压低和以 V_3、V_4 导联为轴心的胸前导联出现巨大倒置的 T 波。部分患者在 Ⅱ、Ⅲ、aVF、$V_4 \sim V_6$ 导联出现"深而窄的病理性 Q 波"，相应导联 T 波直立，有助于与心肌梗死鉴别。此外，室内传导阻滞、阵发性室性心动过速、阵发性室上性心动过速、心房颤动、室性期前收缩等亦常见。

2. 胸部 X 线　心影增大多不明显，发生心力衰竭时心影可明显增大，伴肺淤血征。

3. 超声心动图　是诊断肥厚型心肌病的主要方法。超声心动图的典型表现有：①非对称性室间隔肥厚，室间隔显著肥厚≥15mm，舒张期室间隔厚度与左心室后壁的厚度比值≥1.3，室间隔运动减低；②左心室流出道狭窄；③二尖瓣前叶在收缩期前移（systolic anterior motion，SAM 征），是左心室流出道发生功能性梗阻的标志；④主动脉瓣收缩中期部分关闭。心尖肥厚型心肌病于左心室长轴切面见心尖室间隔和左心室后下壁明显肥厚，可达 20 ~ 30mm。彩色多普勒血流显像可评价左心室流出道压力阶差、尖瓣反流等。

4. 磁共振检查　能直观显示心脏结构，测量室间隔厚度、心腔大小和心肌活动度。

5. 心导管检查和心血管造影　左心室舒张末期压力升高，梗阻型在左心室腔流出道间存在显著收缩期压力阶差，可发现符合流出道梗阻的"第三压力曲线"（特点是收缩压与降低的主动脉压相同，而舒张压与左心室舒张压相同），根据该"第三压力曲线"即可确诊本病。心室造影显示左心室腔变形，心尖部肥厚型可呈香蕉状、犬舌状、纺锤状等。冠状动脉造影多无异常。一般不做此项检查，仅在疑难病例或进行介入治疗时才做该项检查。

6. 心内膜心肌活检　心肌细胞畸形肥大，排列紊乱。

六、诊断和鉴别诊断

对于年轻发病，无冠心病危险因素，临床和心电图表现为心肌缺血的患者，用其他疾病无法解释时，应考虑本病的可能。绝大多数患者可以通过超声心动图诊断。通过心导管检查和心室造影可进一步确诊。对患者直系亲属行心电图和超声心动图检查，有助于肥厚型心肌病的早期发现。

鉴别诊断：①与可产生同样杂音的疾病鉴别，如主动脉瓣狭窄、风湿性或先天性二尖瓣关闭不全、室间隔缺损。②与可造成心电图 ST - T 改变和病理性 Q 波的冠心病鉴别。③与可造成心肌肥厚的高血压心脏病、运动员心脏肥厚鉴别。

七、治疗

1. 治疗目标　减轻左心室流出道梗阻，改善左心室舒张功能，缓解症状，防治心律失常，预防猝死，提高长期生存率。

2. 治疗方法　如下所述。

（1）对患者进行生活指导，避免剧烈运动、持重、屏气、过度劳累、情绪激动，坚持随诊，及时处理合并症。

（2）避免使用增强心肌收缩力和（或）减少心脏容量负荷的药物（如洋地黄、异丙肾上腺素、硝酸酯类、利尿剂等），以免加重左心室流出道梗阻。

（3）β受体阻滞剂：一般首选β受体阻滞剂。β受体阻滞剂能抑制心脏交感神经兴奋，减慢心率，使心室舒张期充盈时间延长，减轻心肌耗氧，降低心肌收缩力和室壁张力，减轻左心室流出道梗阻，改善胸痛和劳力性呼吸困难，并具有抗心律失常作用。用法通常从小剂量开始，逐渐增至最大耐受剂量并长期服用，避免突然停药。如美托洛尔25mg，每日2次，最大可增加至300mg/d。

（4）钙通道阻滞剂：钙通道阻滞剂选择性抑制细胞膜钙离子内流，降低细胞膜钙结合力和细胞内钙利用度，降低心肌收缩力，改善左心室流出道梗阻，另一方面，可以松弛肥厚的心肌，改善心肌顺应性，改善心室舒张功能。如维拉帕米（verapamil）120～480mg/d，分3～4次口服，地尔硫䓬（dilthiazem）90～180mg/d。钙通道阻滞剂常用于β受体阻滞剂疗效不佳或有哮喘病史的患者。由于钙通道阻滞剂具有扩血管作用，对于严重左心室流出道梗阻的患者用药初期需严密监测。

（5）抗心律失常：要积极治疗各种室性心律失常，常用药物有胺碘酮。药物治疗无效，必要时行电复律。对于发生快速性室性心律失常的高危患者也有人认为可考虑植入ICD。

（6）静息状态下流出道梗阻或负荷运动时左心室流出道压力阶差≥50mmHg，症状明显，严重活动受限（NYHA心功能Ⅲ～Ⅳ级），内科治疗无效者，可考虑室间隔化学消融或手术切除肥厚的室间隔心肌、植入双腔DDD型起搏器。

我国2012年《肥厚型梗阻性心肌病室间隔心肌消融术中国专家共识》指出经皮穿刺腔内间隔心肌消融术（percutaneous transluminal septal myocardial ablation，PTSMA），是一种介入治疗手段，其原理是通过导管注入无水酒精，闭塞冠状动脉的间隔支，使其支配的肥厚室间隔缺血、坏死、变薄、收缩力下降，使心室流出道梗阻消失或减轻，从而改善患者的临床症状。

PTSMA禁忌证为：①肥厚型非梗阻性心肌病；②合并需同时进行心脏外科手术的疾病，如严重二尖瓣病变、冠状动脉多支病变等；③室间隔弥漫性明显增厚；④终末期心力衰竭。年龄虽无限制，但原则上对年幼及高龄患者应慎重。

（7）晚期出现心力衰竭者，治疗同其他原因所致的心力衰竭。

第三节　限制型心肌病

限制型心肌病（restrictive cardiomyopathy，RCM）是以心内膜及心内膜下心肌纤维化导致的单侧或双侧心室充盈受限和舒张期容量减少为特征的心肌病。一般收缩功能和室壁厚度正常或接近正常。多见于热带及温带地区，我国仅有散发病例。多数发病年龄15～50岁，男女比例3∶1。舒张性心力衰竭为最常见死因。

一、病因

病因尚未明确。本病可为特发性，也可能与非化脓性感染、体液免疫异常、过敏反应和营养代谢不良等有关，属于家族性者为常染色体显性遗传。心肌淀粉样变性是继发性限制型心肌病的常见原因。

二、病理

早期表现为心内膜和心内膜下心肌纤维化并增厚，随着病情进展，心内膜显著增厚变硬，可为正常的 10 倍，外观呈珍珠白，质地较硬。常先累及心尖部，逐渐向心室流出道蔓延，可见附壁血栓。纤维化病变可累及瓣膜、腱索导致二尖瓣、三尖瓣关闭不全。通常冠状动脉无受累。显微镜可见心内膜表层为玻璃样变性的纤维组织，其下为胶原纤维层，内有钙化灶，再下面为纤维化的心肌，心肌间质水肿、有坏死灶。

三、临床表现

起病缓慢。早期可有发热，逐渐出现倦怠、乏力、头晕、气急。病变以左心室为主者，表现为心悸、呼吸困难、咳嗽、咯血、肺底部湿啰音等左心衰竭和肺动脉高压的表现；病变以右心室为主者，表现为颈静脉怒张、肝大、腹腔积液、下肢水肿等右心衰竭表现，这些表现类似于缩窄性心包炎。此外，血压常偏低，脉压小，心率快，心浊音界轻度扩大，心脏搏动减弱，可有舒张期奔马律和各种心律失常；可有心包积液；栓塞并不少见，可发生猝死。

四、辅助检查

1. 心电图　可见非特异性 ST-T 改变。部分患者可见 QRS 波群低电压和病理性 Q 波。可见各种类型心律失常，以心房颤动多见。

2. 胸部 X 线　心影正常或轻中度增大，可有肺淤血征。偶见心内膜心肌钙化影。

3. 超声心动图　可见心室舒张末期内径和容量减少，心内膜反射增强或钙化影。心房扩大，室间隔和左心室后壁增厚、运动幅度减低。房室瓣可有关闭不全。早期无收缩功能下降，仅舒张功能下降。约 1/3 的病例有少量心包积液。严重者可有附壁血栓。下腔静脉和肝静脉显著增宽。

4. 磁共振检查　心内膜增厚，内膜面凹凸不平，可见钙化灶。

5. 心导管检查和心室造影　心房压力曲线表现为右房压增高和快速的"Y"形下陷；心室压力曲线表现为舒张早期快速下降，其后压力迅速回升到平台状态，呈现高原波；左心室充盈压高于右心室充盈压 5mmHg 以上；肺动脉压常超过 50mmHg。左心室造影可见心室腔偏小，心尖部钝角化，心内膜肥厚、内膜面粗糙。

6. 心内膜心肌活检　可见心内膜增厚和心内膜下心肌纤维化。

五、诊断和鉴别诊断

早期诊断较困难。对于表现为心力衰竭，而无心室扩大、有心房扩大的患者，应考虑限制型心肌病的可能。心内膜心肌活检有助于明确诊断并区分原发性或继发性。本病主要与缩窄性心包炎鉴别，还要与肝硬化、扩张型心肌病、一些有心肌广泛纤维化的疾病（如系统性硬化症、糖尿病、酒精中毒等特异性心肌病）鉴别。心力衰竭和心电图异常者要与冠心病鉴别。

六、治疗

缺乏特异性治疗，以对症治疗为主。

1. 一般治疗　主要是预防感染，避免过度劳累和情绪激动，以免加重心脏负担。

2. 对症治疗　以控制心力衰竭症状为主。心力衰竭对常规治疗疗效不佳，为难治性心力衰竭。利尿和扩血管治疗可能因降低充盈压而使心室充盈更少，导致低心排血量的症状加重，宜慎用。洋地黄等正性肌力药效果差，但如出现心室率增快或快速性心房颤动时，可小剂量应用洋地黄。糖皮质激素或免疫抑制剂无效。有附壁血栓或曾发生栓塞的患者，可考虑使用华法林等抗凝治疗。对于本病引起的瓣膜关闭不全，一般不行瓣膜置换。但是如果心腔闭塞不明显而二尖瓣关闭不全严重时，可考虑二尖瓣人工瓣膜置换术。严重心内膜心肌纤维化，可行心内膜剥脱术，也可考虑心脏移植。

第七章

冠状动脉造影

1964 年，Sones 完成了第一例经肱动脉切开的冠状动脉造影术。1967 年，Judkins 采用穿刺股动脉的方法进行选择性冠状动脉造影，使这一技术进一步完善并得以广泛推广应用。冠状动脉造影是利用导管对冠状动脉进行的放射影像学检查，迄今为止，它仍是评价冠状动脉疾病的重要方法之一，是决定究竟对冠状动脉疾病进行药物治疗、经皮冠状动脉介入治疗（PCI）还是冠状动脉旁路移植术（CABG）的主要判断依据。

一、冠状动脉的分支及其供血范围

1. 左冠状动脉（left coronary artery，LCA）　　左冠状动脉开口于左 Valsalva 窦的中上部，窦嵴下约 1cm 处，位于主动脉根部的左右方。发出后为左主干（left main，LM），走行于主肺动脉和心耳间的左房室沟内，右室流出道的后面。LM 直径 4~7mm，可延伸 0~10mm，再分支成左前降支（left anterior descending，LAD）和左回旋支（left circumflex artery，LCX）。

（1）左前降支（LAD）：由 LM 向前下沿前室间沟走行于左右心室间，远达心尖部，在 78% 的心脏中折向心脏膈面的后室间沟与后降支吻合。主要向左室游离壁、室间隔前上 2/3 及心尖部供血。沿途发出对角支和前室间隔支。

对角支（diagonal，D）：从 LAD 发出 1~3 支至左室游离壁，向左室前侧壁、前壁供血。部分心脏的第 1 对角支由左主干上 LAD 和 LCX 之间发出，称为中间支（intermedius ramus，IR）。

前间隔支（sepal，S）：从 LAD 向室间隔垂直发出 5~10 支，向室间隔前上 2/3 和心尖部供血。

（2）左回旋支（LCX）：呈近乎直角从 LAD 发出，沿左房室沟向左后走行至后室间沟。向左室侧壁、后壁供血。约 10% 的受检者呈左优势型，此时，LCX 延伸至后降支（posterior descending，PD）中止在心尖部，与前降支终末端吻合。

钝缘支（obtuse marginal，OM）：从 LCX 发出 1~3 支，向左室游离壁和心尖部走行，向左室侧壁、后壁供血。

左房旋支：从 LCX 近侧端发出 1~2 支至左房，向左房侧面、后面供血。

2. 右冠状动脉（right coronary artery，RCA）　　开口于右 Valsalva 窦的外侧中上部，窦嵴下约 1cm 处，位于主动脉根部的右前方。发出后，走行于主肺动脉干和升主动脉根部间的右房室沟内，绕向心脏右后方再向左后走行至后十字交叉处，分成后降支和左室后侧支。直径约 3~5mm。其开口和起始部的走行有较大的生理变异。

圆锥支（conus branch，CB）：右冠状动脉的第 1 分支，向左前上方经右室流出道走行，向右室左前上方和肺动脉圆锥供血。约 50% 的心脏 CB 单独开口于 RCA 开口上方。

窦房结支（sinus branch，SN）：向右后上方走行，供应窦房结和右心房。

右室支（right ventricular，RV）：向左前方走行，通常为 1 支，供应右室前壁。

锐缘支（acute marginal，AM）：向右下方走行，有 1 支或 1 支以上，供应右室侧壁。

后降支（posterior descending artery，PDA）：从 RCA 由后十字交叉处分出，沿后室间沟下行至心尖与 LAD 吻合。沿途发出数支后室间隔支与前间隔支吻合。供应左、右室后壁，右室下壁，后室间隔。

左室后侧支（poster lateral，PL）：为 RCA 越过十字交叉后的延续，沿途发出数支分支，末端与 LCX 吻合。供应左室膈面。

房室结支（branch of AV node，AVN）：在房室交叉处附近由优势动脉发出，供应房室结和房室束。

优势血管是指发出 PDA 和 PL 供应室间隔后部和左心室膈面的血管。约 85% 的人群是 RCA 优势型（right dominant），即 RCA 发出 PDA 及 PL（但这并不代表 RCA 比 LCA 更重要）。8% 的人群是 LCA 优势型（left dominant），即 PDA、PL 及 AVM 均由 LCX 发出。7% 的人群为均衡型，即 RCA 发出 PDA，而 LCX 发出 PL，同时还可能发出第 2 支 PDA 而形成双 PDA。此外，AVN 约 90% 由 RCA 发出，8%~10% 由 LCX 发出。而 SN59% 由 RCA 发出，38% 由 LCX 发出，3% 有双重血供。

二、冠状动脉造影的适应证

1. 以诊断为主要目的 如下所述。

（1）不明原因的胸痛，无创性检查不能确诊，临床怀疑冠心病。

（2）不明原因的心律失常，如顽固的室性心律失常或新发传导阻滞；有时需冠状动脉造影除外由冠心病引起。

（3）不明原因的左心功能不全，主要见于扩张型心肌病或缺血性心肌病，两者鉴别往往需要行冠状动脉造影。

（4）经皮冠状动脉介入治疗（PCI）或冠状动脉旁路移植术后复发心绞痛时查明冠状动脉及桥血管情况。

（5）先天性心脏病和瓣膜病等重大手术前，患者年龄大于 50 岁，因其容易合并冠状动脉畸形或动脉粥样硬化，需要在外科手术前查明冠状动脉情况，必要时可以在外科手术的同时对冠状动脉进行干预。

（6）无症状但必须要除外冠心病，如患者从事高危职业：飞行员、汽车司机、警察、运动员及消防队员等，或在医疗保险有此需要时。

2. 以治疗为主要目的 如下所述。

（1）稳定型心绞痛或陈旧心肌梗死，内科治疗效果不佳，影响学习、工作及生活时。

（2）不稳定型心绞痛，首先采取积极的内科强化治疗，一旦病情稳定，行冠状动脉造影，必要时血运重建；内科药物治疗无效，一般需紧急造影尽快提供治疗决策。对于高危的不稳定型心绞痛患者，以自发性为主，伴有明显心电图的 ST 段改变及梗死后心绞痛，也可直接行冠状动脉造影以决定血运重建策略。

（3）发作 6h 以内的急性心肌梗死（AMI）或发病在 6h 以上仍有持续性胸痛，拟行急诊 PCI 手术；如无条件开展 PCI 术，对于 AMI 后溶栓有禁忌的患者，应尽量转入有条件的医院。AMI 后静脉溶栓未再通的患者，应适时争取补救性 PCI。对于 AMI 无并发症的患者，应考虑梗死后 1 周左右择期行冠状动脉造影。AMI 伴有心源性休克、室间隔穿孔等并发症应尽早在辅助循环的帮助下行血管再灌注治疗。对于高度怀疑 AMI 而不能确诊，特别是伴有左束支传导阻滞、肺栓塞、主动脉夹层、心包炎的患者，可直接行冠状动脉造影明确诊断。

（4）无症状性冠心病，其中对运动试验阳性、伴有明显危险因素的患者，应行冠状动脉造影明确诊断。

（5）CT 等影像学检查发现或高度怀疑冠状动脉中度以上狭窄或存在不稳定斑块者，可行冠状动脉造影明确病变程度。

（6）原发性心搏骤停复苏成功、左主干病变或前降支近段病变可能性较大的高危人群，应早期进行血管病变干预治疗，需要评价冠状动脉。

（7）冠状动脉旁路移植术后或 PCI 术后，心绞痛复发，往往需要再行冠状动脉造影评价病变。

三、冠状动脉造影的禁忌证

（1）对碘或造影剂过敏者。
（2）有严重的心肺功能不全，不能耐受手术者。
（3）未控制的严重心律失常，如室性心律失常者。
（4）存在未纠正的电解质紊乱。
（5）严重的肝、肾功能不全者。

四、冠状动脉造影的术前准备

（1）导管室应具备一定的设备、抢救药品及具有相应资质的工作人员。
（2）患者及家属在术前签署手术的知情同意书。
（3）术前完善超声心动图，X 线片，生化，血、尿、便常规，凝血指标等常规检查。
（4）术前为患者备皮、行碘过敏试验和留置穿刺针等。

五、冠状动脉造影的血管入路及造影方法

（1）冠状动脉造影多取四肢动脉为入路，尤其经皮穿刺桡动脉最常用，也可穿刺股动脉或肱动脉。

（2）冠状动脉造影：经桡动脉途径行左冠状动脉造影首选 5F 多功能导管（经桡动脉途径）或 JL4.0（经股动脉途径）。当然，一般女性，年轻、较瘦时可选用 JL3.0 导管。男性伴有明显的主动脉硬化、高血压病、主动脉疾病导管者，可选用 L4.5 或 JL5.0 导管。最主要的还是要根据影像的状态来调整所用的导管，以保证成功率。所有的推进导管的操作，要严格遵循 J 型导丝引路的原则，既导丝在前，导管在后，无阻力前进，特别要避免盲目进管。导管达主动脉弓水平时，一定要在 X 线下操作，尽量避免导管反复进入头臂动脉系统，

减少不必要的并发症的发生。最常用的 X 线体位是取正位投照下推送进管，当导丝达升主动脉水平时，由助手固定导丝，术者推送导管达主动脉根部，撤除导丝，连接好压力监测系统，缓慢推送，当发现管尖明显地向前跳动时，提示导管进入左冠状动脉口内。正位 X 线下，导管尖端一般要达脊柱的左侧 1~2cm 左右，此时试推造影剂证实导管在冠状动脉开口内，采用不同体位进行造影。在缓慢推进导管进入冠状动脉开口内时，有时需要缓慢逆顺时针旋转导管，以保证导管尖端指向左冠状动脉开口。

（3）右冠状动脉造影：右冠状动脉造影的基本要求与左冠状动脉造影相同，包括推送导管技术，注射造影剂的方法和原则。导管首选 5F 多功能导管（经桡动脉途径）或 JR4.0（经股动脉途径），X 线体位选左前斜位 45°，右冠状动脉造影时在导管达主动脉根部时，需要顺时针旋转 180°方能使导管进入右冠状动脉开口内，操作时其关键之处在于要慢。先将导管送达主动脉瓣上，稍向上提 1~2cm，管尖指向后，此时右手慢慢顺时针旋转导管，同时左手轻轻向上提导管，一边旋转，一边上提，使管尖逐渐转向前，进入右冠状动脉开口。上提导管可以避免导管进入右冠状动脉过深，引起嵌顿，缓慢旋转才能使导管的尖端与尾端保持同步，避免管尖在进入右冠状动脉开口部位后，仍在尾端旋转，使导管在冠状动脉内转圈。主动脉内径的宽度与导管的臂长的选择关系不大。如果右冠状动脉开口朝上，可选择 JR3.5 导管，稍小一点，导管尖端可指向上。如果右冠状动脉开口朝下，可选用 Amplatzer 导管。

六、冠状动脉的投照体位

冠状动脉造影只能看到主要的心外膜支及其第 2、3 级分支，第 4 级和无数的心肌内分支是看不见的。心脏倾斜地位于胸腔内，主要冠状动脉横跨房室沟和室间沟，依次排列成心脏的长轴和短轴。从冠状动脉的解剖可知，左回旋支和右冠状动脉分别在左、右房室沟内走行并在心脏背面相连，形成冠状动脉水平环。左前降支和后降支分别在前、后室间沟内走行并在心尖部附近相连，形成冠状动脉的纵环。两环分别位于心脏的房室瓣平面和室间隔平面上且相互垂直。在 RAO 30°投照时，沿房室瓣平面观察，面对的是室间隔平面；在 LAO 60°投照时，沿室间隔平面观察，面对的是房室瓣平面。故冠状动脉造影检查的最佳投照位是斜位。但心脏的 RAO 和 LAO 有导致冠状动脉分支重叠和假性缩短的缺点，故投照时几乎总是需要伴随头和足向的倾角。头位投影冠状动脉近中段短缩，足位可充分显示中远段血管。冠状动脉造影显示病变必须采用两个相互垂直的角度，例如 LAO 与 RAO 成垂直角度，头位与足位成垂直角度。血管造影投照位的选择在很大程度上还要取决于体型、冠状动脉解剖的变异和病变的部位。常用的造影体位见表 7-1。

表 7-1　冠状动脉造影常用投影体位

	投影体位	暴露血管部位
	RAO（右前斜位）	LAD 近、远，S，LCX，OM
	RAO + CRANIAL（右前斜 + 头位）	LAD 中、远，D，S
	RAO + CAUDAL（右前斜 + 足位）	LM. LAD 近，LM. LAD、LCX 分叉
左冠状动脉	LAO + CRANIAL（左前斜 + 头位）	LCX 近、中、远，D，OM
	LAO + CAUDAL（蜘蛛位）	LM，LM、LAD、LCX 分叉，LCX

	投影体位	暴露血管部位
	AP + CRANIAL（后前 + 头位）	LAD 近、中、远，D, S, LAD/D
	AP + CAUDAL（后前 + 足位）	LM, M、LAD. LCX 分叉，LCX, OM
左冠状动脉	LAO	RCA 近、中、远及各分支
	RAO	RCA 中，PDA
	LAO + CRANIAL	RCA 中、远，PDA 与 PL 分叉

图 7 - 1A、B 上的小弯箭头指示：回旋支的小的第一钝缘支。在标准的左前斜位上，由于透视缩短效应和重叠，左主干、左前降支近端、回旋支、对角支开口、小的第一钝缘支均显示欠佳。左前斜 + 头位显示"左主干病变"，而该"病变"在标准左前斜位根本无法显示（此狭窄实际上是在冠状动脉灌注钡剂时，导管周围结扎所致）。此角度也可以更清楚地显示左前降支近端、回旋支和对角支开口及钝缘支。左前斜 + 足位在观察回旋支开口方面，具有特别的优势，并且也能很好显示左主干和左前降支近端。在标准右前斜位投影中，整个左前降支和对角支有显著的重叠，回旋支近端有缩短现象。在右前斜 + 头位投影中，左前降支、对角支、回旋支彼此分开，整个左前降支可被清晰显示，没有重叠现象，而对角支和回旋支有一定程度的重叠。在右前斜 + 足位，左前降支、对角支、回旋支分离程度最佳，是观察后两支血管最佳的右前斜投照体位，左前降支在此体位有缩短。此图显示了正常人冠状动脉解剖的一般结构，并说明在右前斜位和左前斜位基础上，结合应用头位和足位的益处。当然，每一种投照体位的应用价值会根据不同病例的冠状动脉解剖结构的变异而变化。

七、冠状动脉循环的畸形

冠状动脉变异（或畸形）是指冠状动脉起源、分布和结构的异常，其发生率约 1% ~ 2%，多数情况是生理性的，即起源或分布异常但不影响冠状动脉血流。少数情况下，冠状动脉畸形可导致心肌缺血、梗死、心功能不全和猝死。有些畸形需经手术矫正以改善症状和延长寿命。

（一）引起心肌缺血的先天性畸形

1. 冠状动脉瘘　在冠状动脉先天性畸形中冠状动脉瘘是常见的。虽然约半数较大的瘘的患者无症状，但另一半发生充血性心力衰竭、感染性心内膜炎、心肌缺血或动脉瘤样瘘的破裂。其中一半起自 RCA 或它的分支，其余则是多起源的。瘘的 41% 引流入右室，26% 引流入右房，17% 引流入肺动脉，3% 引流入左室，1% 引流入上腔静脉。因而，90% 以上的病例存在由左至右分流。选择性冠状动脉造影是证实瘘起源部位的唯一方法。

2. 左冠状动脉起自肺动脉　LCA 起自肺总动脉的患者，大多在早年发生心肌缺血。大约 25% 存活到青少年或成年，但常伴有二尖瓣反流、心绞痛或充血性心力衰竭。

主动脉造影典型地显示一粗大的 RCA，而左主动脉窦无左冠状动脉开口。在主动脉造影图的延迟相时，散在的 LAD 和 LCX 分支通过来自 RCA 的侧支循环充盈。在电影顺序中仍延迟，从 LAD 和 LCX 来的逆流使 LCA 主干和起自肺总动脉的起源部显影。如果有广泛的侧支循环，患者的临床过程倾向于比较有利。在罕见病例中，RCA 而非 LCA 可能起自肺动脉。

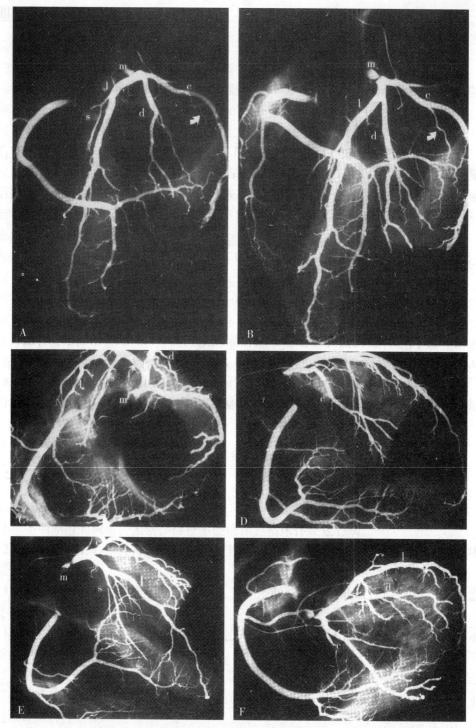

图7-1 钡剂填充冠状动脉的心脏标本，经石蜡包埋后以不同角度投照

A. 标准左前斜位；B. 左前斜 + 头位；C. 左前斜 + 足位；D. 标准右前斜位；E. 右前斜 + 头位；F. 右前斜 + 足位。在以上各图中，m：左主干；I：左前降支；S：左前降支的第一间隔支；d：左前降支的对角支；C：回旋支

3. 先天性冠状动脉狭窄或闭锁 先天性冠状动脉狭窄或闭锁可作为一个孤立的病变或伴随有其他的先天性疾病，如钙化性冠状动脉硬化、主动脉瓣上狭窄、高胱氨酸、Friedreich 共济失调、Hurler 综合征、早老症和风疹综合征。在后面这些病例中，闭锁的冠状动脉一般通过来自对侧的侧支循环来充盈。

4. 冠状动脉分别起自对侧冠状窦的畸形起源 LCA 起自 RCA 近段或右主动脉窦，紧接着在主动脉和右室流出道之间通过，在年轻人中此畸形可伴有运动时或运动后不久猝死。LCA 迷路起源后突然向左转变，进入主动脉和右室流出道之间。此种畸形造成猝死是由于患者在运动时通过主动脉和肺动脉的血流增加，因为冠状动脉的畸形走行，大量的血流在突然向左弯曲时扭结或在通道中钳夹，从而引起畸形 LCA 的暂时性阻塞造成猝死。起自 LCA 或主动脉窦的 RCA，从主动脉和右室流出道之间通过，其危险性稍低。然而，这种畸形也伴随心肌缺血或猝死，推测可能是通过同样的机制。LCA 起自右主动脉窦的罕见畸形病例中，即使向前经过右室流出道或向后经过主动脉（即不通过这两根大血管之间的通道）也可能发生心肌缺血，但其缺血原因不明。

畸形冠状动脉的行程易被 RAO 位血管造影所评价。畸形起自右 Valsalva 窦的 LCA 有 4 种常见的行程，起自左 Valsalva 窦的畸形 RCA 有一种常见的行程，起自右 Valsalva 窦的畸形 LCA 可能有向间隔的、向前的、向动脉间的和向右的行程。起自左 Valsalva 窦的畸形 LCA 的向后行程类似于起自右 Valsalva 窦的畸形 LCX 的行程，而起自左 Valsalva 窦的畸形 RCA 的常见的动脉间行程，对称地类似于起自右 Valsalva 窦的畸形 LCA 的动脉间的行程。

虽然血管造影对建立畸形冠状动脉的诊断有用，但经食管超声对明确血管的行程可能是一种重要的辅助诊断工具。

（二）不引起心肌缺血的先天性冠状动脉畸形

在这组畸形中，冠状动脉起自主动脉，但起源部在少见的部位。虽心肌灌注正常，但血管造影者可能会遇到动脉定位的困难。这些畸形发生在大约 0.5%～1.0% 的接受冠状动脉造影的成年患者中。

1. 左回旋支动脉起自右主动脉窦 LCX 畸形地起自右主动脉窦是最常见的一种。畸形 LCX 在右冠状动脉的后面处发生，在主动脉下后部走行进入左房室沟。

2. 单根冠状动脉 这种畸形有无数的变异，当其一个主要的分支经过主动脉和右室流出道之间时有血流动力学的重要意义。

3. 全部 3 根冠状动脉经由多个开口分别起自右或左主动脉窦 这种罕见畸形类似于单根冠状动脉。在左或右主动脉窦常无冠状动脉开口，"遗失"的血管起自对侧的主动脉窦，但不是发出一单根冠状动脉，而是通过 2 个甚至 3 个开口分别发出。

4. 右冠状动脉的高前位起源 此种畸形常遇到，但无血流动力学意义。不能从常规的导管操作选择性地进入 RCA 的开口部，提示有窦管峭上方 RCA 的高起源部位。非选择性地用力把造影剂注入到右 Valsalva 窦，可能发现 RCA 的畸形起源点，然后用 Judkins 右 5（JR5）导管或 Amplatzer 左 1 或 1.5（AL1 或 1.5）导管可选择性地进入 RCA。

八、冠状动脉造影结果分析

（一）冠状动脉血流的血管造影评估

TIMI 0 级：无灌注。闭塞远端血管无前向血流灌注。

TIMI Ⅰ级：部分灌注。造影剂穿过阻塞点，但进入远段血管的速度慢于同一患者的非阻塞动脉。

TIMI Ⅱ级：经3个以上的心动□□后，□□□端血管才完全充盈。

TIMI Ⅲ级：完全灌注，在□□□□□内造影剂完全充盈病变远端血管。

（二）冠状侧支循□

冠状动脉之间的□□□□出生后即存在，但这些冠状动脉侧支通常是关闭的，只有在冠状动脉严重狭窄或□塞时才会开放。在正常人的心肌中，有无数细小的吻合血管。这些吻合支的直径大多数 <200μm，它们是形成侧支循环的基础。在正常或有轻度冠状动脉病变患者的冠状动脉造影图中，它们不能被看见，因为它们只携带极少量的血流，同时它们细小的内径超过了影像系统的空间分辨能力。然而，一旦发生冠状动脉主支阻塞，会在连接受累冠状动脉远段的吻合处及病变冠状动脉的近段或靠近其他正常血管的吻合处产生压力阶差。随着这种压差的产生，增加的血量被推进并通过吻合血管，这些吻合血管进行性地扩张，并最终变成血管造影时可见的侧支通道。部分患者侧支循环建立较好，部分建立较差。这个侧支建立过程在有些患者中似乎有效地发生，而在另一些患者中未能有效地发生，形成这种差异的原因还不完全清楚，但它可能牵涉到发生阻塞的速度。最有利的临床情况是病变血管的阻塞逐渐发生，这样允许在其完全阻塞之前有足够的时间让侧支血管来代偿供血。

影响侧支发生的其他因素是滋养动脉的通畅和阻塞后血管段的大小以及血管的阻力。在冠状动脉造影时，侧支通常不能被显示，除非该病变血管已发生肉眼估计下至少90%的直径狭窄。

在严重冠状动脉疾病的患者中存在大量侧支循环。研究发现严重冠状动脉阻塞而无侧支循环的患者[201]铊心肌灌注缺损的发生率明显高于有侧支循环的患者。这提示侧支可能改善缺血区心肌的灌注。

经皮腔内冠状动脉成形术（PTCA）的问世，提供了研究冠状侧支循环血流动力学方面和血管造影特点的机会，因为在行 PTCA 时，球囊扩张类似以前狭窄血管的突然闭塞。Rentrop 和 Cohen 利用双侧冠状动脉造影发展了一个 0~3 级的分级系统，使侧支充盈分级如下：

0级：无侧支存在。1级：勉强能检出的侧支血流。造影剂通过并显示侧支管道，但在任何时候接受侧支的血管主支均不显影。2级：部分侧支血流。造影剂进入，但不能使接受侧支的血管主支血管完全显影。3级：完全灌注。造影剂进入，并使接受侧支的血管主支血管完全显影。

侧支循环的方式：①同侧侧支循环；②对侧侧支循环；③双侧侧支循环；④桥侧支——自身搭桥。

侧支循环的作用：①改善病变冠状动脉供血区内的心肌功能；②缩小心肌梗死范围；③若侧支循环建立在冠状动脉完全闭塞之前，则可避免心肌梗死的发生；④在冠状动脉介入性治疗时，可保证病变冠状动脉区的心肌供血，从而增加手术的安全性。

有良好的侧支循环患者与侧支循环发育不良的患者相比较少感到胸痛，较少见左室收缩不协调，心电图上 ST 段抬高的总和较低。远侧冠状动脉的灌注压在有良好发育侧支的患者中比侧支发育不良的患者中更高。

（三）冠状动脉病变形态学

冠状动脉病变的分析和评价是选择治疗方案和估计预后的重要依据，病变类型按 1988 年美国心脏病学会/美国心脏协会（ACC/AHA）专家组总结过去 10 年的经验，被定义为简单型（A 型）、中度复杂型（B 型）和复杂型（C 型）（表 7－2），多数病变为中等复杂型。

表 7－2　ACC/AHA 冠状动脉病变分型

A 型病变	
局限性（长度 <10mm）	无或有轻度钙化
中心性	未完全闭塞
容易到达	非开口病变
管壁光滑	未累及大分支
无血栓	非成角病变（<45°）
B 型病变	
管状狭窄（长度 10～20mm）	中、重度钙化
偏心性	完全闭塞（<3 个月）
近端血管中度迂曲	开口处病变
管壁不规则	分叉处病变
冠状动脉内血栓	成角病变（>45°，但 <90°）
C 型病变	
弥漫性（长度 >20mm）	近端血管严重迂曲
易碎的退化静脉桥病变	完全闭塞（>3 个月）
严重成角病变（>90°）	

1. **狭窄冠状动脉病变类型**　狭窄的分析方法：

（1）目测法：以紧邻狭窄段的近心端和远心端的正常血管段内径为 100%，狭窄处血管直径减少的百分数为狭窄程度。估测直径时，参照已知导管的直径（6F ＝ 2.0mm，7F ＝ 2.3mm，8F ＝ 2.7mm）与动脉的粗细比较便可。目测狭窄直径简单易行，至今仍广泛应用，缺点是重复性差和常常高估狭窄程度。

（2）计算机辅助的定量冠状动脉造影（QCA）：目前的血管造影机多具有 QCA 功能，其机制是血管轮廓测定或影像密度的测定。QCA 的优点是重复性好，大规模临床研究通常采用这种方法。

（3）血管内超声检测（IVUS）：有助于对狭窄程度作出较为精确的判断。

2. **钙化**　冠状动脉钙化在 X 线透视下，一般为沿血管走行的条状影，其亮度和大小反映了钙化的严重程度。钙化的观察对判断病变的性质和部位，以及选择治疗方案很有帮助。

3. **血栓**　血栓在冠状动脉造影上的表现分成两大类，一类是虽有血栓但血管还是通畅的，在造影上主要表现为球状的充盈缺损，完整地被造影剂所围绕，通常位于最严重狭窄点的远侧；另一类是血栓很大以致完全阻塞了血管。

4. **夹层**　多为 PTCA 并发症，诊断性动脉造影操作偶尔伴有血管夹层分离形成。美国心肺血液研究所根据夹层的形态将其分为 6 型，见表 7－3。

表 7 - 3 冠状动脉夹层的分型

类型	影像特征
A	X 线透光区，无或有少量造影剂滞留
B	X 线透光区，并形成假腔，无或仅有少量造影剂滞留
C	造影剂出现在管腔外，且有明显造影剂滞留
D	螺旋状充盈缺损影，常伴广泛造影剂滞留
E	新出现且持续的充盈缺损影
F	夹层血管无前向血流充盈

5. 瘤样扩张或冠状动脉瘤　动脉粥样硬化的后果既可以是狭窄，也可以是动脉瘤或瘤样扩张。

6. 心肌桥　冠状动脉主要在心脏的心外膜表面上经过。然而 5% ~ 12% 的人中，不同的距离内小段冠状动脉降入心肌内走行，且总是限于 LAD。因为心肌纤维"桥"每次收缩期都可引起动脉的狭窄。造影上特征性的表现是在舒张期桥段血管的内径正常，但在每次收缩期都有突然的狭窄，不应与动脉粥样硬化斑块相混淆。当它在收缩期严重狭窄时，可产生心肌缺血，甚至心肌梗死。

7. 其他各种冠状动脉病变特征　如下所述。

（1）成角病变：狭窄端血管的中心线与狭窄远端血管的中心线夹角 ≥45°。

（2）偏心狭窄：需在两个相互垂直的造影平面观察，病变始于一侧血管壁至直径的 3/4 以上。

（3）分叉处病变：在血管狭窄部位有中等或较大分支（直径 > 1.5mm）发出，或者待扩张的病变累及重要边支。

（4）病变长度：从未使病变短缩的体位测量，病变的两个"肩部"之间的距离。

（5）病变血管迂曲：中度迂曲是指病变近端血管有 2 个弯曲；重度迂曲指病变血管近端有 3 个或 3 个以上弯曲。

（6）开口处病变：位于前降支、回旋支或右冠状动脉起始部，距开口 3mm 以内的病变。

九、冠状动脉造影术后的常规处理

（1）监测患者有无不适，注意心电图变化及生命体征等。

（2）补足液体，防止迷走反射。心功能差者补液慎重。

（3）桡动脉穿刺径路在拔除鞘管后对穿刺点局部压迫 4 ~ 6h 后可以拆除加压绷带。股动脉入路在进行冠状动脉造影后，可即刻拔管，常规压迫穿刺点 20min 后，若穿刺点无活动性出血，可进行术侧制动并加压包扎，18 ~ 24h 后可以拆除绷带开始轻度活动。如果使用封堵器，患者可以在平卧制动 6h 后开始床上活动。

（4）注意穿刺点有无渗血、红肿及杂音，穿刺的肢体动脉搏动情况、皮肤颜色、张力、温度及活动有无异常。

（5）术后或次日查血、尿常规，电解质，肝肾功，心肌酶等。

十、冠状动脉造影术后的常见并发症

1. **假性动脉瘤** 指血液自股动脉穿刺的破口流出并被邻近的组织局限性包裹而形成的血肿。血液可经此破口在股动脉和瘤体之间来回流动。假性动脉瘤与真性动脉瘤的区别在于前者的瘤壁由血栓和周围组织构成，而无正常血管壁的组织结构。其常见症状为局部疼痛，有时较剧烈，瘤体过大时也可产生周围神经、血管的压迫症状。触诊可发现皮下血肿，有搏动感，听诊可闻及明显的血管收缩期杂音，其确诊有赖于超声多普勒检查。大部分直径较小的假性动脉瘤可自行愈合，无需特殊处理。而直径较大者可通过压迫、瘤体内凝血酶注射和外科修复等方法进行根治，前提是停用肝素、低分子肝素等抗凝药物。

2. **股动静脉瘘** 指股动脉穿刺造成股动、静脉之间有异常通道形成。大部分股动静脉瘘无明显症状，也不导致严重并发症，许多小的动静脉瘘可自行愈合。少数情况下因动静脉瘘血流量大，可导致静脉扩张、曲张，或患者自身存在严重的股动脉远端血管狭窄，股动静脉瘘导致"窃血"现象，使下肢缺血加重。触诊皮下无血肿，听诊可闻及血管双期杂音。对未能自行愈合或有严重并发症的股动静脉瘘可考虑手术治疗或在超声引导下压迫封闭瘘管。

3. **腹膜后出血** 指血流经股动脉穿刺口、通常沿腰大肌边缘流入腹膜后腔隙。由于腹膜后腔隙具有更大的空间，可储存大量血液。腹膜后血肿起病隐匿，当有明显症状出现时，如低血压，常提示已有严重出血，如诊断处理不及时，会导致患者死亡。这是与股动脉径路相关的最凶险的并发症。其主要症状及体征是贫血、低血压、腹部紧张及下腹部疼痛及出汗等，确诊有赖于 CT 检查。治疗包括以下原则：①立即停用抗凝药物。②使用血管活性药物升压，快速补充血容量，输血、输液，输注量和速度以使血压持续稳定为目标。③严密监测血压、心率，定时复查血象，判断有无继续出血，并给予针对性治疗。④患者应绝对卧床。⑤对不能有效止血的患者应尽早介入封堵或外科治疗。

4. **前臂血肿和前臂骨筋膜室综合征** 前臂血肿是由于在桡动脉远离穿刺点的部位有破裂出血所致，常见的原因主要是超滑引导钢丝推送中极易进入桡动脉分支或桡侧返动脉致其破裂穿孔或由于桡动脉痉挛、指引导管推送遇阻力时用力不慎、过大，致其破裂所致。其症状主要表现为前臂疼痛，触诊张力高。由于出血可为周围组织所局限，大部分前臂血肿有自限性。但如果桡动脉破裂穿孔大，出血量大，可导致前臂骨筋膜室综合征，是前臂血肿的极端表现。主要症状有疼痛、活动障碍、感觉障碍、被动牵拉、肢体肿胀、血管搏动减弱或消失及骨筋膜室内压力增高等。前臂血肿可使用弹力绷带包扎前臂，但应注意包扎力度。前臂骨筋膜室综合征应强调早诊断、早治疗。一旦确诊就要及时（6h 内）切开深筋膜，彻底减压。切口要足够大，方能彻底解除骨筋膜室内的压力。手术要保持无菌，防止感染，如有肌肉坏死应一并切除干净。

5. **颈部及纵隔血肿** 是经桡动脉介入治疗的特有并发症，主要原因为导丝误入颈胸部动脉小分支致其远端破裂，出血常导致颈部肿大、纵隔增宽和胸腔积血等。主要表现为相应部位疼痛、低血压等。如出血自限，预后良好。如有气管压迫，常有呼吸困难，表现凶险，应行气管插管。

6. **血管迷走反应及处理** 常发生于冠状动脉造影术中、术后，拔除血管鞘管、压迫止血（股动脉）或穿刺点剧烈疼痛时。主要表现为面色苍白、大汗淋漓、头晕或神志改变，严重者可以意识丧失。部分患者可感气促、心悸、极度乏力。而最重要的表现为窦性心动过缓和低血压状态。处理措施包括静脉注射阿托品、快速扩容及应用多巴胺等升压药。

7. 冠状动脉穿孔和心脏压塞　偶尔在有阻力情况下用力推进钢丝引起血管穿孔破裂而导致心脏压塞。常表现为：精神焦虑不安、多需坐位、呼吸困难、以浅快多见，皮肤湿冷、脉压减少、血压下降、心率增快等。对于急性心脏压塞有诊断价值的检查是超声心动图和冠状动脉造影。强调早诊断、早处理。总的治疗原则：迅速逆转肝素化、导丝在真腔时以球囊封闭血管破裂口 15~20min，若无效，及时置入带膜支架。如出现心脏压塞，应立即进行心包穿刺引流、抗休克治疗或外科干预。抗休克治疗包括麻醉机吸氧、多巴胺等升压药静注及静脉补液等。

8. 栓塞　重要脏器栓塞如脑栓塞、肺栓塞等。

第八章

冠状动脉支架置入术

一、概述

1987年Sigwart报道了首例冠状动脉支架置入术，用来解决常规PTCA术后血管夹层闭塞病变问题。在之后的数年内，由于急性支架内血栓发生率较高，支架使用非常谨慎。随着支架置入术改善急性事件和降低再狭窄率两项随机研究的发表，临床应用得以改善。这主要归功于支架设计的改进，技术水平的提高（更好地贴靠血管壁）以及抗栓治疗（双重抑制血小板聚集）。现在90%以上的冠脉血管成形术均可置入支架。

为了防止支架内再狭窄，支架设计不断改进，与之前应用的金属裸支架（BMS）相比，药物涂层支架（DES）上涂有抗增殖药物。此外，还有一些针对特定介入适应证的支架类型如预制分叉支架或覆膜支架。

冠状动脉支架的作用机制比较简单（图8-1）：

（1）覆盖血管夹层，获得更大的、更通畅的血管管腔。

（2）减少血管急性回缩。

（3）防止血管重塑（血管外径）。

（4）作为一个载体局部给药，从而主动抑制内膜增生。

为了达到这些效果，支架拥有几个特性。最重要的特性就是通过性和示踪性，这使支架可以容易地通过狭窄段以及精确地定位到冠脉狭窄段，给予较高的径向支撑力使支架以最佳方式贴合冠状动脉。同时支架作为置入外物，也必须有长期良好的生物相容性。

现有支架的数量种类在逐年增加。根据支架基本的设计原理分以下几个类型：

1. Slotted-tube支架　一个打孔的网状结构和菱形网格的金属管（这种原始设计不再使用）。

2. Modular支架　一系列冠形单元组合，具有较高的柔顺性。

3. 混合设计（多单元）　一种细化的较大的单元群体的组合支架。

4. 螺旋设计　个体单元通过蜿蜒/蛇形排列的螺旋模式。

5. 多单元设计　蜂窝形态设计。

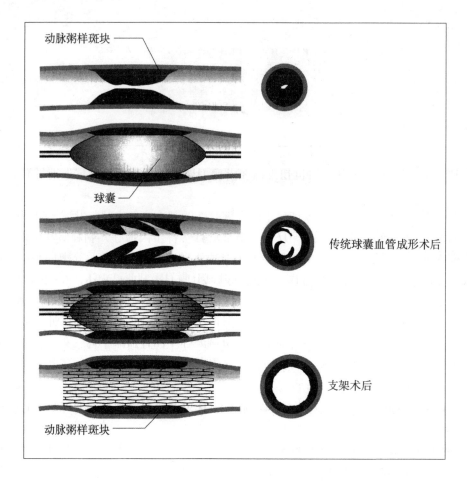

图 8 − 1 球囊血管成形术及支架置入术之前和之后血管严重狭窄示意图。支架不仅可以覆盖夹层血管，还能减少血管弹性回缩

6. Coil 支架 该设计在心脏病介入治疗方面已不再应用。

根据植入方式分类：

（1）球囊扩张式支架。

（2）自膨式支架（特定的标志）。

根据材料分类：

（1）不锈钢。

（2）钴铬合金。

（3）钴镍合金。

（4）铌合金。

（5）钽。

（6）镍钛合金。

现在药物洗脱支架已经发挥主导作用。这些支架主要包括三个组成部分（图 8 - 2）：

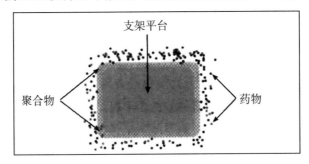

图 8 - 2 药物洗脱支架的设计

（1）传统的金属支架（不锈钢、钴铬合金）。

（2）聚合物（洗脱药物以一个受控的模式释放；不可吸收或可吸收）。

（3）药物（紫杉醇，西罗莫司，佐他莫司，依维莫司，Biolimus A9 或他克莫司）。

根据特殊的适应证分类：

（1）促进血管快速内皮化的涂层支架。

（2）覆膜支架（复合支架，带膜支架）。

（3）被动涂层支架（碳化硅，氧化铱，热解碳包覆）。

（4）特殊应用的支架（分叉支架、分支支架和应用。更多金属以提供更高径向支撑力的开口支架）。

（5）生物可降解支架（基于聚乳酸生物基质和镁合金）。

多年来，冠状动脉支架系统的性能已经不断地发展和提高：

1. 球囊扩张/载体递送系统

（1）球囊的低剖面和高度灵活性，这是整个系统的主要支撑。

（2）根据支架的氏度调整球囊长度（"离散技术"），这有助于防止边缘效应和边缘的夹层。

（3）支架完美地固定在球囊上。

2. 支架的设计

（1）使支架具有高通过性的模块化和多单元设计。

（2）具有不同特点的开放与封闭的单元。

（3）具有良好的分支血管通过性。

（4）较高的径向压力，较小的回缩。

（5）较细的支柱。

（6）优化金属，动脉表面的比例。

（7）顺应性。

（8）最小化置入时的纵向短缩。

（9）针对小的管的特殊设计。

3. 支架的材料与制作工艺

（1）不同的材料拥有不同的特性。例如，钴铬合金与不锈钢相比较，虽然支柱较细却有更好的射线不适性和较高的径向支撑力。

（2）表面处理和涂层通过降低细胞的黏附，从而减少刺激导致的细胞增殖，减少血栓形成。

（3）可吸收的支架是由 PLA 聚合物（经初步临床结果验证）或金属合金（镁合金）制成。

4. 聚合物

（1）该聚合物被添加到支架的金属表面，所选择的药物在几个星期内被控制释放。

（2）不可吸收性和町吸收性聚合物是有区别的。不可吸收性聚合物是一个导致晚期支架血栓形成的潜存因素。

5. 药物

（1）应用不同种类的抗增殖药物。

（2）一些支架表面涂有单克隆抗体以结合血液中的内皮祖细胞，实现快速内皮化。

二、适应证与禁忌证

近年来支架置入数量较前显著增加（支架率≥90%），支架置入的适应证范围也逐渐增宽。此外，急性并发症较前减少，且 PCI 中期效果有所改善。

最初支架置入的主要适应证是一些意外状况的应急措施。然而，目前支架的置入逐渐扩展到择期手术、初次球囊扩张不理想以及越来越多的没有与扩张的情况下直接支架置入。近年来直接支架置入策略意味着支架置入率接近 100%，但这样会导致有些病例手术过程变得困难，因此慎重选择 PCI 适应证是手术成功的关键。

已经明确的支架置入适应证：

1. 急诊指征　球囊扩张术后急性血管闭塞

2. 择期指征

（1）再狭窄的一级预防（复杂狭窄形态、血运重建）。

（2）再狭窄的二级预防（球囊扩张术或金属裸支架置入术后，≥1 个再狭窄）。

（3）静脉桥。

（4）开口狭窄。

（5）PCI 术后效果不佳。

（6）急性心肌梗死 PCI 术。

（7）分叉病变。

（8）主干病变。

（9）慢性闭塞病变的血运重建。

支架置入的禁忌证及相对禁忌证：

（1）小血管病变（直径 <2.0mm）。

（2）远段血管条件差。

（3）药物无法治疗的血管内重度血栓负荷。

（4）双联抗血小板治疗禁忌。

（5）近期拟行外科手术而无法连续双联抗血小板治疗。

三、操作方法

（一）患者准备

每名拟行 PCI 的患者需签署关于支架置入过程、获益和风险以及服用药物、特别是药物洗脱支架置入术后需长期双联抗血小板治疗的知情同意书。

稳定性冠心病患者的药物治疗：

（1）普通肝索抗凝或常规 PCI 后其他抗凝治疗。

（2）阿司匹林：既往每日口服阿司匹林的患者剂量为 81～325mg；未服用过阿司匹林的患者剂量为 325mg（最大剂量可以给予 500mg）。

（3）至少提前 6h 口服氯吡格雷 300mg。

（4）血小板糖蛋白（GP）Ⅱb/Ⅲa 受体阻滞剂用于

1）复杂病变。

2）急性血管闭塞。

3）血栓病变。

4）慢血流或无复流。

（二）特殊器械

指引导管指引导管的尺寸选择必须根据支架尺寸决定，特别是扭曲或中远段狭窄血管，指引导管必须有足够强的支撑力。如右冠或回旋支可选择 Amplatz 左冠导管，前降支可选择 EBU 指引导管。另外，指引导管选择标准同样适用于单纯球囊扩张。

冠脉导丝：常规 PCI 导丝。

（三）支架置入

支架置入技术并不比球囊扩张复杂。低硬度、高通过性且不易脱载的支架的直接置入成功率高于 80%。但是，在钙化病变中，支架通过能力明显较球囊差，特别是在较大成角病变中，比如左主干与回旋支开口处病变。进行球囊预扩张时，球囊长度应小于支架长度以避免边缘效应。

支架要选择正规厂商生产的。自行组装的支架仅用于特殊情况，比如用自体静脉制作覆膜支架。

（四）支架选择标准

多数术者使用的支架种类集中于少数几种类型，并对该种支架置入有着丰富经验。注意支架选择的基本标准应根据病变形态学特点决定的：

（1）病变长度（狭窄及夹层）。

（2）血管直径。

（3）狭窄部位。

（4）支架覆盖区域分支情况。

（5）分叉。

（6）再狭窄？支架内再狭窄？

（7）狭窄血管硬度及弹性回缩。

（8）合并其他系统疾病（糖尿病？慢性肾病？）。

（9）合并用药（是否需要口服抗凝药？）。

对于病变部位较硬（球囊扩张过程中可以观察到）且极易发生弹性回缩时，应适当选择高径向支撑力的支架。支架置入前预扩张必须充分。

对于右冠口部及左主干病变，应选用 X 线下易于观察且具有高径向支撑力的支架，主干的直径通常为 4mm。

对于支架覆盖区域的分支病变，应尽可能应用双导丝技术和开环式支架。

对于血管扭曲、狭长或伴有夹层的病变，不建议应用单个不易弯曲的支架，在某些病例中，应用 2 个短支架可能更易通过病变，手术成功率更高。

如果术者预计导丝会反复穿过新置入支架的网孔时，可将导丝头端向后塑形 180°以避免导丝进入支架与血管壁间隙内。

如果一个支架前行穿过另一个已置入的支架时，可能会纵向压缩之前置入的支架（特别是对于螺旋形设计的支架）。

药物洗脱支架（DES）。DES 置入指征：

根据现行指南，大量多中心随机临床试验显示 DES 可用于冠脉原发病变。对于稳定性冠心病患者，如果狭窄程度 >50% 且 <100%，血管直径介于 2.5mm 至 3.5mm 之间或病变长度介于 10mm 至 30mm 之间，也可以置入 DES。DES 也用于其他一些特殊临床情况

另外，DES 也非常适用于支架内再狭窄风险高的病变

（1）小血管直径。

（2）慢性闭塞病变。

（3）糖尿病。

（4）支架内再狭窄。

（5）分叉病变。

（6）桥血管狭窄。

（7）多支血管病变。

（8）无保护左主干病变。

（9）急性冠脉综合征（ACS）。

目前 DES 置入比例已超过所有 PCI 术的 2/3，其受许多因素影响。

（五）支架位置

支架应完全覆盖靶病变，支架两端应定位在正常段血管。如果需要 2 个或以上支架，支架应从远端开始置入。

注意保护重要的分支血管。对于分叉病变，支架网孔应覆盖分支开口处，尽可能使用球囊对吻技术。

用尽可能少的支架覆盖可能出现的夹层，并避免支架间留有间隙。

理想的支架置入应没有过多的重叠且支架间不留间隙。

一些病例仅在夹层近端（夹层入口）置入支架亦可使冠脉管腔重建。

（六）释放压力

介入技术的重大进步之一就是支架膨胀完全使得支架内血栓及支架内再狭窄率明显减

少。通常推荐置入压力应≥14atm（1.4MPa）。但是高置入压力的高剪切力会导致正常段出现夹层风险。因此，球囊和支架的长度必须匹配。

目前支架完全膨胀的释放压力在 10～16atm（1～1.6MPa）之间。膨胀持续时间为 30～60s。

初步结果：支架术后残余狭窄应≤10%，夹层部位支架覆盖完全。如果临床缺血症状不明显，完全或部分闭塞的分支血管（≤1mm）可以不用特别在意。如果闭塞分支血管较大（≥2mm），应尝试通过支架网孔开通闭塞血管。一般情况下 PCI 成功率 >95%。

（七）术后监护

（1）鞘管拔除和监护。

（2）药物治疗

1）BMS：氯吡格雷75mg/d 口服，共4周，即支架内皮化需4周时间（术后2周注意复查血常规）。

2）DES：氯吡格雷75mg，西罗莫司类药物洗脱支架至少口服6个月，紫杉醇类药物洗脱支架至少12个月，一些高危患者甚至需要更长时间。

3）ACS 后支架：普拉格雷/替格瑞洛/氯吡格雷75mg，口服9～12月。

4）阿司匹林75～162mg/d 终身服用。

5）低分子肝素皮下注射（或静脉应用肝素），主要适用于支架置入抗血小板聚集的预处理。

6）预处理的适应证：介入术后肝素化无效（仅限于预防血栓）。

7）非预处理的紧急情况：静脉肝素应用24～48h（PTT 延长2～3倍），或有效的低分子肝素应用；必要时应用 GPⅡb/Ⅲa 受体拮抗剂。

表8-1 总结了介入术后抗血小板治疗的不同方案。

表8-1 介入后的抗血小板治疗方案

介入治疗	抗血小板治疗
BMS，稳定性心绞痛	氯吡格雷75mg/d，1个月＋阿司匹林75～162mg/d，长期服用
DES/BMS，急性冠脉综合征	普拉格雷10mg/d，替格瑞洛180mg/d，氯吡格雷75mg/d，12个月＋阿司匹林75～162mg/d，长期服用
DES	氯吡格雷75mg/d，6～12个月＋阿司匹林75～162mg/d，长期服用
无支架的药物洗脱球囊（DEB）	氯吡格雷75mg/d，1个月＋阿司匹林75～162mg/d，长期服用
DEB，BMS	氯吡格雷75mg/d，3个月＋阿司匹林75～162mg/d，长期服用
DEB，DES	氯吡格雷75mg/d，6个月＋阿司匹林75～162mg/d，长期服用

患者有口服抗凝药的其他适应证，不选用 DES。支架置入后需要1、3或6个月的三联抗凝治疗（维生素 K 拮抗剂＋阿司匹林＋氯吡格雷）或双联抗凝治疗（维生素 K 拮抗剂＋氯吡格雷）（见表8-2）。替代维生素 K 拮抗剂的新型抗凝药物疗效尚需临床研究验证。

表8-2 冠状动脉支架术后的三联抗凝治疗

出血风险	条件设置	支架类型	抗凝治疗
中低危（HAS-BLED 评分0~2）	择期	BMS	1个月：三联 抗凝治疗（INR2.0~2.5）+阿司匹林75~162mg/d+氯吡格雷75mg/d 随后单纯抗凝治疗（INR2.0~3.0）
	择期	DES	雷帕霉素类支架3个月，紫杉醇支架6个月：三联抗凝治疗（INR2.0~2.5）+阿司匹林75~162mg/d+氯吡格雷75mg/d 到12个月：双联抗凝治疗（INR2.0~2.5）+阿司匹林75~162mg/d或氯吡格雷75mg/d，随后单纯抗凝治疗（INR2.0~3.0）
	ACS	BMS	6个月：三联 抗凝治疗（INR2.0~2.5）+阿司匹林75~162mg/d+氯吡格雷75mg/d 到12个月：双联 抗凝治疗（INR2.0~2.5）+阿司匹林75~162mg/d或氯吡格雷75mg/d，随后单纯抗凝治疗（INR2.0~3.0）
高危（HAS-BLED 评分≥3）	择期	BMS	2~4周：三联 抗凝治疗（INR2.0~2.5）+阿司匹林75~162mg/d+氯吡格雷75mg/d，随后单纯抗凝治疗（INR2.0~3.0）
	ACS	BMS	4周：三联 抗凝治疗（INR2.0~2.5）+阿司匹林75~162mg/d+氯吡格雷75mg/d 到12个月：双联 抗凝治疗（INR2.0~2.5）+阿司匹林75~162mg/d或氯吡格雷75mg/d，随后单纯抗凝治疗（INR2.0~3.0）
	择期或ACS	DES	尽可能避免三联抗凝；若必须，可据情况三联抗凝3~6个月（个体化处理）

单用维生素 K 拮抗剂的疗效亦不充分。近期一项研究表明，维生素 K 拮抗剂+氯吡格雷与维生素 K 拮抗剂+阿司匹林+氯吡格雷三联抗凝治疗在预防缺血事件方面的疗效是一样的，且出血并发症更少。以上结论已被大规模研究支持。

四、并发症

随着支架术后抗栓治疗的改善和支架设计的改进，尽管支架适应证拓宽，但并发症发生率显著降低。BMS 及 DES 急性（≤1d）、亚急性（2~30d）支架血栓和 DES 超晚期支架血栓的发生是有临床相关性的。还有一些如支架定位不准确、边支血管闭塞及很少见的支架脱载及其造成的栓塞等并发症。

（一）支架血栓

早期（<31d）、晚期（31d~1 年）和超晚期（>1 年）支架血栓是有区别的。
急性和亚急性的早期支架内血栓非常罕见，主要与以下因素有关。

1. 解剖因素

（1）血管/支架直径<3.0mm。

（2）残余夹层。

（3）存在血栓。

（4）远段血管条件差。

（5）支架选择过小。

2. 临床因素

（1）不稳定心绞痛。

（2）急性心肌梗死。

（3）凝血障碍。

（4）心力衰竭。

（5）慢性肾病。

（6）吸烟。

3. 术中因素

（1）补救性支架置入。

（2）手术时间过长。

PCI 术后支架内血栓的发生率 < 1% ，补救性支架置入的血栓发生率最高，可达 10% 。一项急性冠脉综合征高危患者的大型研究表明，支架术后 30d、1 年、5 年的血栓发生率分别为 2.7% 、5.2% 、8.3% 。血栓发生的独立预测因子有 STEMI 和 NSTEMI，小直径支架，心功能 Killip 分级 Ⅲ ~ Ⅳ 级和介入治疗近期缺血事件等。极晚期（ > 1 年）支架血栓仅发生在 DES。

晚期和极晚期支架血栓主要发生于 DES，影响因素有：

（1）延迟血管再内皮化。

（2）支架扩张不充分或血管重塑。

（3）血管内皮功能不全。

（4）支架内新生内膜不完全。

目前报道 BMS 和 DES 支架血栓发生率平均在 0.2% ~ 1.8% 之间，且 DES 支架内血栓和再次介入治疗的发生率逐渐降低，故这两种治疗策略是安全有效的。目前研究尚未显示 DES 对死亡率的影响，还有一些关于双联抗血小板治疗时限和新型支架长期效果的研究正在进行。

支架血栓的治疗　目前最有效的治疗是在抽吸辅助导管下重复 PCI。通常标准导丝可顺利通过支架内闭塞段，而不会进入支架与血管壁之间（图 8 - 3）。注意避免使用超滑涂层的导丝。通常情况下，导丝通过后即有血流通过产生部分再灌注。血栓抽吸后，常规球囊扩张，使血管再通。重复血管造影，明确支架内血栓的原因（如支架扩张不充分，残余狭窄），对症处理。如有必要，可在夹层处再置入 1 枚支架；同时调整抗凝治疗（ACT 检测），有需要可加用肝素或 GP Ⅱ b/ Ⅲ a 受体拮抗剂。

支架内血栓的患者应该检测抗血小板治疗的反应性（阿司匹林或氯吡格雷抵抗）。

冠状动脉内溶栓治疗已不再作为处理支架内血栓的常规措施使用。

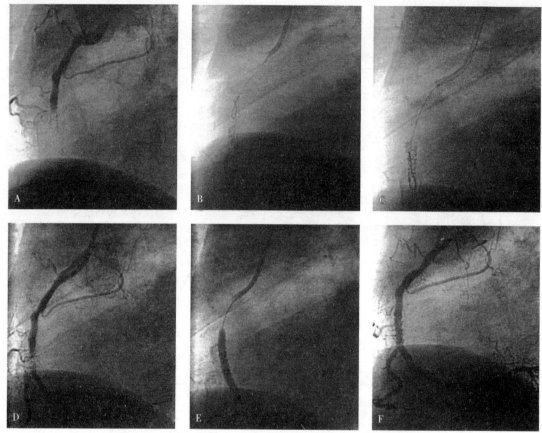

图 8 - 3　右冠近段置入金属裸支架后 5 天急性支架内血栓形成

A. 支架内闭塞段影像（LAO 600，J R4 指引导管）；B. 冠脉软导丝头端塑成环型；C，D. 导丝通过闭塞段后，血流恢复至 TIMI 1～2 级；E. 3.5/30mm 球囊扩张；F. 血管完全恢复血流

（二）分支血管闭塞

分支血管闭塞的发生率为 6%～13%，预后主要取决于闭塞血管直径和侧支循环情况。大多数分支血管闭塞没有临床不良后果。

少数情况下血管闭塞是由痉挛所致，重复造影时可完全开放。此外支架的网格状结构使得血管再内皮化后可不影响分支血流。

如果闭塞的分支血管较大，通常尝试导丝通过闭塞血管段用球囊开通闭塞的分支血管。扩张后，注意应用"球囊对吻技术"保持主干血管支架结构的完整性。

（三）支架脱载/支架栓塞

这种并发症主要发生在过去在球囊上自组装短支架（＜15/16mm）时。目前这种并发症已经非常罕见，发生率小于 1%。当血管扭曲支架不能到达病变部位而必须撤出脱载时，发生冠脉栓塞并发症的风险更高。因此，支架必须在全程透视下回撤，并且不能有任何阻力。

如果支架不能无阻力地撤入指引导管，那么应当把整个系统（指引导管、支架、导丝）撤至主动脉。如果仍不能将支架撤入指引导管，那么应将整套系统从动脉鞘撤出。支架从动脉鞘附近脱载通常无严重临床后果，若未扩张的支架在冠脉内脱载，则可能会造成栓塞。

在少数情况下，可以通过导管技术将支架取出；如果不成功，急诊冠脉搭桥往往是唯一选择，并根据情况选择是否将支架取出。

如何取出脱载支架　目前并无好的解决办法，每次从冠脉内取出支架都有可能造成更为严、重的并发症。因此在每一例患者中，均需要在取出支架的风险与外科手术或原位释放支架的风险之间权衡利弊。另外，支架原计划到达的狭窄部位仍然需要治疗。

1. 支架取出的适应证

（1）损坏的支架。

（2）栓塞的未扩张支架。

（3）支架脱载入左主干（可能由于支架未能成功送入 LAD/LCX，或者支架在撤出过程中脱载）。

2. 我们曾经成功地用下列系统取回支架（这类手术已经极为罕见）

（1）"导丝篮"导管。

（2）环形抓捕器（"lasso"技术）。

3. 方法

（1）冠脉导丝必须再次完全或部分穿过支架。如果导丝完全位于支架内腔，则可尝试向支架内送入剖面直径较小的球囊，支架借助该球囊可以重新定位，或者将球囊轻度扩张以取出支架；另外还可以考虑借助该球囊原位扩张支架。如果球囊不能顺利进入支架内，或者由于突出的支架钢梁，并不能确定导丝完全走行于支架内部，可以借助环形抓捕系统将支架和导丝及整个系统从冠脉内抓出（图 8 - 4）。

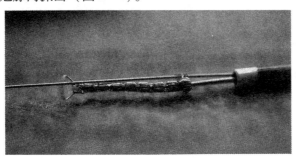

图 8 - 4　用环状导丝取回前降支中段的支架。Amplatz "鹅颈"抓捕器

（2）三明治技术：对于栓塞或者损坏的支架，该技术比再次尝试取出支架更安全。如果支架位置不影响大的分支，可以尝试在支架旁平行进入另一根导丝。沿着该导丝送入球囊在支架旁扩张，使支架贴入血管壁，并在相同位置植入另一枚支架。

（四）支架膨胀不良

导致该并发症的原因主要有两种：

（1）病变坚硬预扩张不充分。

（2）置入过程中球囊破裂。

如果导丝仍在支架内，再次扩张支架相对容易。理想的方法是用一个新的、短的非顺应性球囊，分多次从近端到远端扩张支架（图 8 - 5）。

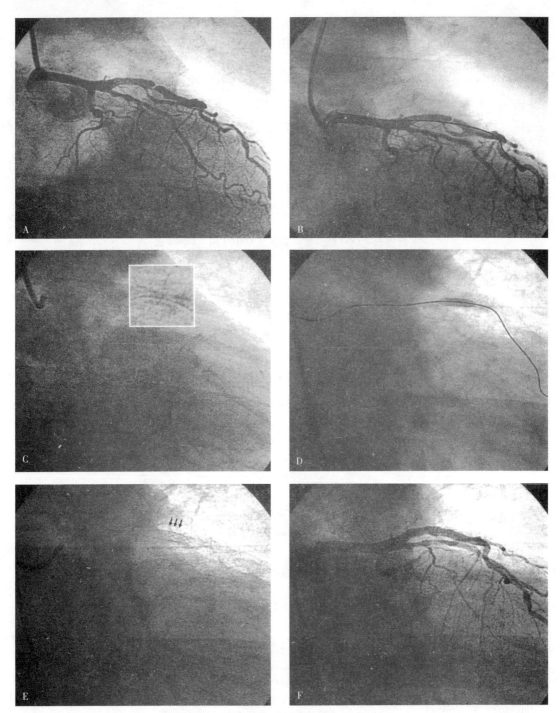

图 8-5　支架球囊破裂导致支架扩张不良

A. 前降支近端重度偏心钙化（RAO 投影）；

B. 使用直径 3.0mm 的顺应性球囊行传统 PTCA，尽管 PTCA 球囊充分扩张，但狭窄几乎没有缓解；

C. 在支架置入过程中，支架未充分扩张球囊便破裂，导丝也在无意中撤出；

D. 解决办法：再次送导丝穿过支架内腔，使用非顺应性球囊分步扩张支架；

E，F. 完全再血管化

（五）问题与再狭窄

近年来，冠脉支架取得了长足的进步，但在一些领域仍然存在难题。金属裸支架主要的事件就是支架内再狭窄。再狭窄的预防和治疗将在下文讨论。另一个长期存在的难题便是对冠状静脉桥血管及开口病变再狭窄的支架治疗。桥血管的介入治疗方法包括应用保护装置和支架置入。主动脉吻合口狭窄的再狭窄率一直很高。

（六）支架内再狭窄

支架内再狭窄（BMS 15%～25%，DES 4%～8%）几乎完全是由内膜增生引起（图8-6）。下列因素亦可增加支架置入后再狭窄的可能性。

1. 临床因素

（1）不稳定性心绞痛。

（2）心肌梗死。

（3）糖尿病。

（4）年龄。

（5）慢性肾病。

（6）再狭窄病史。

2. 解剖因素

（1）前降支近端。

（2）小血管（直径≤2.75mm）。

（3）慢性闭塞病变再血管化。

（4）长病变（≥15mm）。

（5）静脉桥。

3. 术中因素

（1）支架扩张不充分。

（2）即刻管腔获得。

（3）补救性支架置入。

（4）严重的血管夹层。

（5）置入多个支架。

预防：主要有两种方法来预防再狭窄。

1. 细支架杆支架　研究显示支架杆的厚度与支架内再狭窄密切相关。因此，在保持高径向支撑力的情况下，支架常使用更细支架杆的替代材料。

2. DES　DES降低了再狭窄的发生率，是介入心脏病学的一大进步。近期的临床实验着力于研究高风险人群（如合并糖尿病）在DES中的获益；以及比较DES和外科搭桥、BMS的费用-获益比。

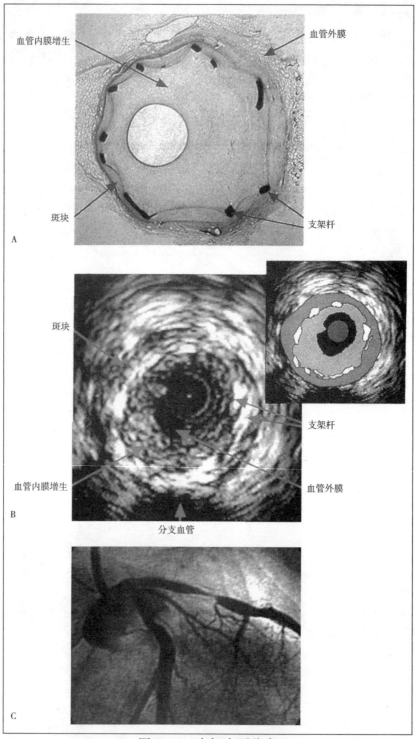

图 8 - 6　支架内再狭窄

A. 组织学影像；

B. 血管内超声；

C. 冠脉造影（前降支置入支架 3 个月后严重再狭窄）

（七）治疗

（1）一般来说，最常使用药物洗脱球囊（DEB）治疗支架内再狭窄。血管腔的扩大主要源于支架的扩张，其次为球囊扩张时增生组织经网眼被挤压出支架外。另外，一种抗增殖药物覆盖于血管壁，可减少后续内膜的增生。

（2）临床手术的成功率取决于支架内狭窄的形态学及上图列出的再狭窄的类型。支架内局灶性再狭窄病变的再次狭窄率约低于10%，而在复杂病变和闭塞病变再狭窄率可达到80%（图8-7）。

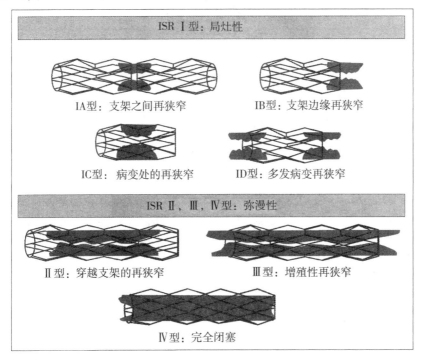

图8-7 支架内再狭窄的分类

我们尝试了大量的方法解决支架内再狭窄这一问题：

（1）冠脉内放射治疗：已不再临床应用。

（2）切割球囊，Safecut球囊或者Angiosculpt球囊。

（3）斑块消融术

1）射频消融术。

2）激光血管成形术。

（4）药物洗脱球囊（DEB）。

（5）再次植入支架：药物洗脱支架（DES）

总之，对于病变处的再狭窄往往需要再次PCI治疗，常用DEB。由于再狭窄的病变往往较为光滑，传统球囊容易脱位，所以切割球囊、Safecut球囊、Angiosculpt球囊等在DEB前扩张都是可以的。

对于弥漫的支架内再狭窄，目前的策略是先预扩张病变，然后再使用DEB或者长DES。

第九章

动脉导管未闭和介入治疗

动脉导管未闭是一种较常见的先天性心血管畸形，占先天性心脏病总数的12%～15%，女性约2倍于男性。约10%的病例并存其他心血管畸形。

1938年Gross成功地为1例7岁女孩进行了动脉导管未闭结扎手术，开创了外科动脉导管未闭的手术治疗。本专题仅就目前应用广泛的弹簧圈和Amplatzer封堵器的应用进行介绍。

一、病理解剖

1. 位置　未闭的动脉导管一般位于主动脉峡部和左肺动脉根部之间、肺总动脉分叉处（图9-1）；少数右位主动脉弓者，导管可位于无名动脉根部远端主动脉和肺动脉之间。未闭的动脉导管一般位于主动脉峡部和左肺动脉根部之间、肺总动脉分叉处。

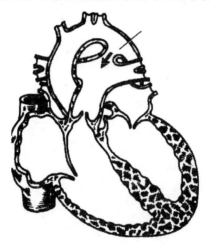

图9-1　PDA的解剖位置

2. 直径　未闭导管的直径差异很大，一般为0.5～2.0cm，大多2cm左右，长度0.2～1.3cm。

二、分型

1. 根据未闭动脉导管的形态学改变　分为漏斗型、管型和窗型3种类型。

（1）漏斗型：较多见，长度与管型相似，但近主动脉处粗大，近肺动脉处狭小，呈漏斗状，有时甚至类似动脉瘤形。

（2）管型：管状导管连接主动脉和肺动脉的两端口径相近，管壁厚度介于主动脉与肺动脉之间，此型最为多见。

（3）窗型：动脉导管极短，口径极粗，外观似主动脉，呈肺动脉窗样结构，管壁往往极薄，此型较少见。

2. krichenko 根据动脉导管未闭造影的具体形态　分为5种类型（图9-2）。

（1）A 型呈漏斗形，最狭窄端位于肺动脉，根据与气管的关系分为1型、2型和3型。

（2）B 型动脉导管短，肺动脉与主动脉紧贴呈窗状，一般直径较大。

（3）C 型呈管状，长度约在10mm内，导管两端基本相等，无狭窄。

（4）D 型多处狭窄。

（5）E 型形状怪异，呈伸长的喇叭状结构，最狭窄处远离支气管前缘。

动脉导管未闭除上述变化外还可有肺动脉及其分支扩张，甚至类似动脉瘤样改变，导管内可有血栓形成，若导管粗大可有左右心室肥厚与扩张。

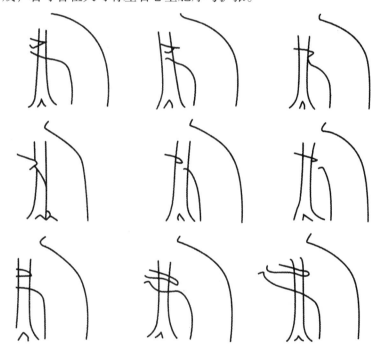

图 9-2　Krichenko 造影的形态分类

三、诊断

1. 症状　动脉导管未闭的临床表现主要取决于主动脉至肺动脉分流血量的多少以及是否产生继发肺动脉高压及其程度。轻者可无明显症状，重者可发生心力衰竭。常见的症状有劳累后心悸、气急、乏力，易患呼吸道感染和生长发育迟缓。晚期肺动脉高压严重，产生逆向分流时可出现下半身发绀。

2. 体征　具体如下。

（1）动脉导管未闭体检时，典型的体征是胸骨左缘第2肋间听到响亮的连续性机器样杂音，伴有震颤。

（2）肺动脉第2音亢进，但常被响亮的杂音所掩盖。

（3）分流量较大者，在心尖区尚可听到因二尖瓣相对性狭窄产生的舒张期杂音。

（4）测血压示收缩压多在正常范围，而舒张压降低，因而脉压增宽，四肢血管有水冲脉和枪击声。

（5）婴幼儿可仅听到收缩期杂音。

（6）晚期出现肺动脉高压时，杂音变异较大，可仅有收缩期杂音，或收缩期杂音亦消失而代之以肺动脉瓣关闭不全的舒张期杂音。

3. 特殊检查　具体如下。

（1）胸部X线检查：心影增大，早期为左心室增大，晚期时右心室亦增大，分流量较多者左心房亦扩大。升主动脉和主动脉弓阴影增宽，肺动脉段突出。肺动脉分支增粗，肺野充血。有时透视下可见肺门"舞蹈"征。

（2）心电图：轻者可无明显异常变化，典型表现示电轴左偏、左心室高电压或左心室肥大。肺动脉高压明显者，示左、右心室均肥大。晚期则以右心室肥大为主，并有心肌损害表现。

（3）超声心动图：是确诊动脉导管未闭最好的非创伤性检查。左心房、左心室增大，肺动脉增宽；如存在肺动脉高压，右心室亦可增大，在主动脉与肺动脉分叉之间可见异常的管道交通；彩色多普勒显示降主动脉至肺动脉的高速双期分流；连续多普勒可测得双期连续高速血流频谱。

（4）心导管及造影检查：一般不需要进行心导管检查，当有重度肺动脉高压和伴有其他心血管畸形，决定患者能否进行手术矫治用以判断血流动力学时，才需做心导管检查。通常肺动脉平均血氧含量高于右心室平均血氧含量0.5vol%即可诊断肺动脉水平有左向右的分流，再根据Fick法计算出分流量的大小。多数患者行右心导管检查时，心导管可通过动脉导管达降主动脉。某些干下型室缺或主肺动脉窗的患者，检查时导管从异常位置进入升主动脉，其走行与动脉导管有明显差别。主动脉弓降部造影是施行动脉导管未闭封堵术不可缺少的必要步骤，常规选择左侧位90°造影。成人动脉导管由于钙化、短缩，在此位置不能清楚显示时可加大左侧位角度至100°~110°或采用右前斜位30°加头15°~20°来明确解剖形态。注入造影剂的总量为≤5ml/kg。

四、鉴别诊断

大部分动脉导管未闭患者通过听诊和辅助检查可以明确诊断。但少数病例由于杂音不典型或伴有其他体征时，需与下列疾病相鉴别。

1. 生理性无害性杂音　在青少年时颈内静脉流向锁骨下静脉的血流急转可产生连续性血管性充盈音，头颈部转动可使杂音增强，压迫颈静脉和平卧时可使杂音消失。

2. 原发性肺动脉扩张　是一种很少见的先天性心血管畸形，无明显症状，多在体检时发现心脏杂音，杂音呈单纯收缩期吹风样或双期性，强度不超过3级。超声心动图和心导管检查仅能发现肺动脉扩张，无肺动脉水平的异常分流。

3. 轻度肺动脉瓣狭窄　在肺动脉瓣区可听到收缩期杂音，伴有收缩早期喷射音，肺动脉瓣区第二心音减弱；胸部X线片示肺动脉段凸出，肺血少或正常，而动脉导管未闭者肺血常增多，右心导管检查右心室－肺动脉的跨瓣压差在20mmHg以上。精确的超声心动图能够明确诊断。

4. 原发性肺动脉高压　在临床上很容易与动脉导管未闭伴有重度肺动脉高压混淆。原发性肺动脉高压多见于青年女性，有心悸、气短、呼吸困难、轻度发绀和杵状指，听诊可有单纯收缩期或双期性杂音，常需心血管造影明确诊断。

5. 主肺间隔缺损　一般来说主肺动脉间隔缺损较小时，患者的连续性杂音易误诊为动脉导管未闭，当主肺动脉间隔缺损较大，距主动脉又近，可造成大量左向右分流，患者较幼小时即出现心衰和严重肺动脉高压，心脏杂音多为单纯收缩期杂音。超声心动图能够发现主肺动脉间隔的缺损。施行右心导管检查时，导管可经主肺动脉间隔进入升主动脉及头臂动脉，而后或有可能进入降主动脉。选择性升主动脉造影可最后明确诊断及了解主肺间隔缺损的解剖形态。

6. 动、静脉瘘　瘘道如由冠状动脉、肋间动脉或胸廓内动脉与附近静脉相通，即可产生与动脉导管未闭相似的连续性杂音。但音源表浅，似来自心外。一侧肺动脉起源于主动脉亦可产生连续性杂音。较大的肺动静脉瘘可于不寻常的部位听到杂音，但分流量大时患者会出现发绀和杵状指。

7. 左冠状动脉起源于肺动脉　出生后肺动脉压力下降，不能灌注左冠状动脉；右冠状动脉仍由主动脉起源，产生茂密侧支以灌注左冠状动脉，并由左冠状动脉倒流入肺动脉；流量大者可产生连续性杂音，心电图上有特殊冠状动脉供血不足的图形。

8. 主动脉窦瘤破裂　患者发病年龄大，有室间隔缺损、胸部外伤或细菌性心内膜炎等病史。发病突然，有明显心力衰竭的表现，体检可发现连续性杂音，杂音粗糙伴有震颤，超声心动图能够作出诊断，不需行主动脉根部造影，以免使乏氏窦瘤破裂口增大，造成患者猝死。

五、适应证

根据2004年中华儿科医学杂志《先天性心脏病经导管介入治疗指南》中，动脉导管未闭封堵术的适应证如下所示。

1. Amplatzer法　具体如下。

（1）左向右分流不合并需外科手术的心脏畸形的动脉导管未闭，动脉导管未闭最窄直径≥2.0mm，年龄通常≥6个月，体重≥4kg。

（2）外科术后残余分流。

2. 弹簧栓子法　具体如下。

（1）左向右分流不合并需外科手术的心脏畸形的动脉导管未闭，动脉导管未闭最窄直径（单个cook栓子≤2.0mm；单个pfm栓子≤3.0mm）。年龄通常≥6月龄，体重≥4kg。

（2）外科术后残余分流。

六、禁忌证

（1）感染性心内膜炎，动脉导管未闭内有赘生物者。

（2）严重肺动脉高压出现右向左的分流，肺总阻力＞14Woods。

（3）同时合并有需要外科手术矫治的心内畸形。

七、器材准备

1. 可控弹簧圈 主要应用于临床的是德国 pfm 公司生产的 Duct – Occlud 弹簧圈（图 9 –3）及美国 Cook 公司生产的 Gianturco 弹簧圈（图 9 – 4）和 Detachable 弹簧圈（图 9 –5），上述弹簧圈均具有回收功能。

（1）1994 年 D. Redel 发明了 pfm 螺旋状弹簧圈。pfm 可控螺旋弹簧圈的头部和尾部较大，中间较小呈哑铃状，根据弹簧圈两端螺旋连接镍钛记忆合金而分为标准型（无记忆合金），加强型（主动脉侧为记忆合金）和 S 型（两端均有记忆合金），可根据动脉导管未闭形态和直径选择不同型号；适用于直径 < 3.5mm 的动脉导管未闭，输送鞘管均为 F5 或 F4 输送系统，带有内芯和锁扣装置及控制手柄，具有释放和回收双重保险功能，提供使用的安全可靠性。

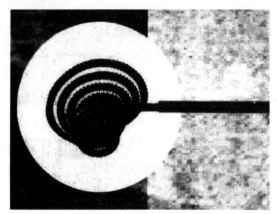

图 9 – 3 pfm 弹簧圈

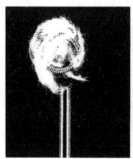

图 9 – 4 Gianturco 弹簧图

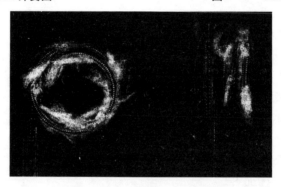

图 9 – 5 Detachable 弹簧圈

（2）Cook 弹簧圈由白金和合成纤维制成，适用于直径 < 2.0mm 的动脉导管未闭，动、静脉径路均可以输送，根据弹簧圈的直径及圈数可分为 3mm 5 圈（MWCE – 3 – PDA5）；5mm 5 圈（MWCE – 5 – PDA5）；8mm 5 圈（MWCE – 8 – PDA5）等型号，目前 Cook 公司防磁性的弹簧圈已用于临床。

2. Amplatzer 蘑菇伞封堵器 为美国 AGA 公司制造，多用于直径 > 2mm 的 PDA，经静脉途径输送。封堵器由镍钛记忆合金编织，呈蘑菇形孔状结构，内有三层高分子聚酯纤维，具有自身膨胀性能，反复牵拉不变形，耐疲劳性较好，置入体内后无金属支架折断现象（图

9-6)。用激光技术焊接铂标记在 X 线下可显示封堵器的位置，封堵器长 5mm、7mm、8mm 三种规格；肺动脉侧直径分为 4~16mm 不同直径的 7 种型号，用旋钮与输送器相连能够回收，输送器由长鞘管和装载器组成（图9-7）。主要优点是输送鞘管细（6~9F），通过静脉传送，能闭合较大内径的动脉导管未闭，操作方便，当封堵器选择不合适时也容易退回导管鞘内，便于取出，使用更安全可靠。

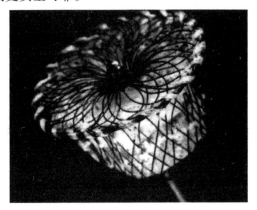

图 9-6 Amplatzer 蘑菇伞封堵器

3. 国产封堵器 与 Amplatzer 蘑菇伞封堵器相类似，腰部圆柱直径 4~24mm，共 14 种型号，其价位较低，已广泛应用于临床。封堵器圆柱部分直径在 4~14mm。应用的输送鞘管与普通的封堵器相同。

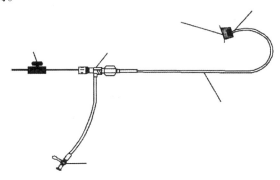

图 9-7 蘑菇伞封堵器传送系统

八、操作步骤和技巧

1. 术前准备 常规履行签字手续，与患者及其家属交代介入治疗中可能发生的并发症，并取得同意后方可进行手术。

2. 麻醉 婴幼儿采用静脉氯胺酮麻醉，术前 6h 禁食，2h 禁水，同时给予一定比例的钾镁等渗盐水和足够热量的葡萄糖静脉补液。较大儿童能够配合者和成人选用局部麻醉。

3. 穿刺 常规右股动静脉，送入动静脉鞘管，4kg 以下婴幼儿动脉最好选用 4F 鞘管，以防动脉损伤。先行右心导管检查后再做主动脉弓降部正侧位造影，测量动脉导管未闭形态、大小、选择合适的封堵材料。术中可用少量肝素 0.5mg/kg。

4. 建立轨道　将端孔导管送入肺动脉，经动脉导管至降主动脉，若动脉导管未闭较细或异常而不能通过时，可从主动脉侧直接将端孔导管或用导丝通过动脉导管未闭送至肺动脉，采用动脉侧封堵法封堵或用网套导管从肺动脉内套住通过端孔导管的交换导丝，拉出股静脉外建立输送轨道。

5. 交换导丝　经导管送入 260cm 长交换导丝至降主动脉后撤出导管。

6. 送入传送器　沿长交换导丝送入相适应的传送器至降主动脉后撤出内芯及交换导丝。

7. 弹簧圈堵塞法　选择适当的弹簧栓子装置到传送导丝顶端，并顶入端孔导管内，小心将其送出导管顶端 2～3 圈。回撤全套装置，使该弹簧圈封堵动脉导管的主动脉一侧。端孔导管退至动脉导管的肺动脉侧，回撤导丝内芯，并旋转传送装置，使弹簧栓子在肺动脉侧形成 1.5～2 圈后旋转传送柄，使弹簧栓子释放。从动脉侧放置弹簧圈方法基本与经静脉途径相同，不同是增加股动脉穿刺，经鞘管送入猪尾导管，行主动脉造影评价封堵效果。

8. Amplatzer 封堵法　要选择比动脉导管未闭最窄处内径大 3～6mm 的 Amplatzer 封堵器连接于输送导丝前端，将输送杆通过装载鞘管与伞的螺丝口旋接，将用生理盐水浸泡的封堵伞完全浸在盐水中回拉输送杆，使伞进入装载鞘管内。用肝素盐水冲洗传送长鞘管. 保证鞘管通畅及无气体和血栓。从传送鞘管中送入封堵器至降主动脉打开封堵器前端，将封堵器缓缓回撤至动脉导管未闭主动脉侧，嵌在动脉导管未闭主动脉端，回撤传送鞘管，使封堵器腰部镶嵌在动脉导管内（图 9-8），观察 5～10min，重复主动脉弓降部造影，封堵器位置良好，无明显造影剂反流可释放封堵器（图 9-9）。

9. 撤出传输系统　撤除长鞘管及所有导管，压迫止血。

10. 术后处理　术后卧床 24h。静脉给予抗生素，3～5d。一般不需服用阿司匹林，术后 24h，1 个、3 个、6 个月至 1 年复查心电图、超声心动图和心脏 X 线片。

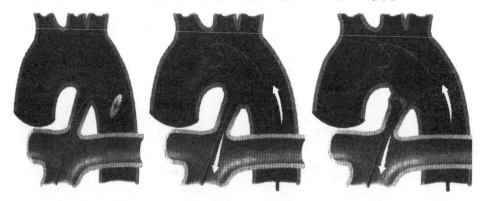

图 9-8　经传送鞘送入封堵器过程

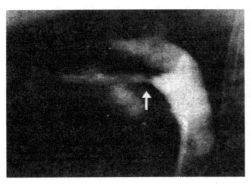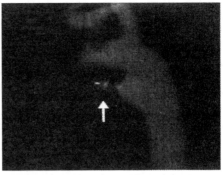

图 9-9　PDA 封堵术前后降主动脉造影图片

九、并发症、特殊情况及处理

应用弹簧圈和 Amplatzer 封堵器介入治疗的并发症发生率低，总并发症分别为 7.6% 和 2.2%。其病死率 <0.1%，死亡原因为 Amplatzer 封堵器严重阻塞降主动脉。因此规范化操作是非常重要的，可以避免死亡。

1. 封堵器脱落　发生率为 0.3%，主要为器材本身质量问题所致，个别操作不当也可引起。封堵器置入体内前应仔细检查，包括输送鞘管及其附件等。术中推送封堵器切忌旋转动作以免发生脱载。一旦发生弹簧圈或封堵器脱落可酌情通过网篮或异物钳将其取出，栓塞重要脏器而难于取出时要急诊外科手术。严格按照操作规程，选择合适的封堵器材，一般不会造成脱落。

2. 溶血　发生率为 <0.8%。主要与术后残余分流过大或封堵器过多突入主动脉有关。可发生于术后 1~24h。尿颜色呈洗肉水样，严重者为酱油色，可伴发热、黄疸、血色素下降等。防治措施：尽量避免高速血流的残余分流；一旦发生术后溶血可使用激素、止血药、碳酸氢钠碱化尿液，保护肾功能等治疗，多数患者可自愈。残余分流较大者，内科药物控制无效时，可再置入一个或多个封堵器（常用弹簧圈）封堵残余缺口后溶血能治愈。若患者持续发热、溶血性贫血及黄疸加重等，则应酌情外科处理。

3. 降主动脉狭窄　应用 Amplatzer 封堵器的发生率为 0.2%，主要发生在婴幼儿，封堵器过多突入降主动脉造成。轻度狭窄（跨狭窄处压差 <15mmHg）可严密观察，如狭窄较重需考虑接受外科手术。

4. 左肺动脉狭窄　主要由于封堵器突入肺动脉过多造成。应用弹簧圈的发生率为 3.9%，Amplatzer 封堵器的发生率为 0.2%。与动脉导管未闭的解剖形态有关，如动脉导管较长，入口较大而出口较小，如选择封堵出口，封堵器占据左肺动脉的管腔较多，就有可能发生左肺动脉狭窄。因此术中应对动脉导管未闭的形态有充分的了解，根据解剖形态选择合适的封堵器来避免发生此种并发症。术中可行超声监测，观察封堵前后血流速度的变化。如血流速度明显增加，应调整弹簧圈的位置。必要时行肺动脉造影评价。轻度狭窄可严密观察，若狭窄较重则需要外科手术。

5. 动静脉血管损伤　尤其是婴幼儿操作应十分小心细致。由于穿刺、插管损伤引起动脉痉挛，术后下肢不能活动，伤口加压致血流缓慢，在穿刺口处形成血凝块，造成动脉栓塞或部分栓塞。因此，在拔出动脉套管时，应用示指轻轻压迫穿刺部位 10~15min，压迫的力量以穿刺部位不出血且能触及足背动脉搏动为标准，止血后再包扎伤口。如足背动脉搏动不能触及，下肢皮肤温度低，要考虑有股动脉栓塞；个别出现下肢颜色紫暗，肿胀明显时要考虑有股静脉的血栓形成；这两种情况时均应行抗凝、溶栓和扩血管治疗。如药物治疗后上述症状不能缓解，应考虑外科手术探查。股动脉的出血、血肿形成，多是由于穿刺后未能适当加压或外鞘管较粗，血管损伤大造成。一般小血肿可自行吸收，大血肿则将血肿内血液抽出后再加压包扎。

6. 封堵术后残余分流　动脉导管未闭，封堵后再通，弹簧圈的发生率为 0.9%，Amplatzer 封堵器的发生率≤0.1%。一般封堵后再通，可以采用一个或多个弹簧圈将其封堵，必要时接受外科手术。封堵器移位的发生率为 0.4%，需严密观察，如移位后发现残余分流明显或移位至影响正常心脏内结构，须行外科手术取出封堵器。

7. 失血过多　需接受输血治疗的发生率为 0.2%，全都发生在婴儿。

8. 心前区闷痛 Amplatzer 封堵器发生率为 0.3%　主要由于置入的封堵器较大，扩张牵拉动脉导管及周围组织造成，一般随着置入时间的延长逐渐缓解。

9. 一过性高血压　如短暂血压升高和心电图 ST 段下移，多见于较大的动脉导管未闭患者在动脉导管封堵后，动脉系统血容量突然增加等因素所致，可用硝酸甘油或硝普钠静脉滴注，也有自然缓解。部分患者出现术后高血压可用降压药物治疗。

10. 声带麻痹　在年龄＜1 岁的幼儿，动脉导管长度≥12mm、直径＜1mm 者是发生喉返神经损伤的危险因素。

11. 感染性心内膜炎　患有动脉导管未闭的患者多有反复呼吸道感染病史，机体抵抗力差，若消毒不严格，操作时间过长，术后发热而抗生素应用不当，都有患感染性心内膜炎的可能。因此，导管室的无菌消毒，规范操作，术后抗生素的应用，是防止感染性心内膜炎的有力措施。

12. 术后出现心律失常　房性和室性心律失常均可以发生。

13. 导丝问题　导丝无法通过动脉导管未闭，甚至发生在较粗的动脉导管未闭患者上，其原因可能为：①动脉导管未闭开口异常，位置较高位于主动脉弓下，或开口与肺动脉成角；②动脉导管未闭为不规则型，并发多处的狭窄；③动脉导管未闭较细。

处理方法如下。

（1）对于前二种情况，可以尝试用特殊的导管（如右冠导管或多功能导管）及导丝（如泥鳅导丝），将导丝送入降主动脉，如果不成功，可从主动脉侧送入导丝，通过网篮将导丝从肺动脉内套住，建立动静脉轨道，再利用轨道从静脉侧送入动脉导管未闭输送器来进行封堵治疗。

（2）第三种情况时，应该采用弹簧栓子进行封堵。特别细小的动脉导管未闭导管和导丝都很难通过，阜外医院采用自体血栓形成法治疗可以借鉴。他们对 2 例降主动脉造影显示直径＜1mm 的动脉导管未闭，利用 5F 的右冠导管前端静置在动脉导管未闭的主动脉侧，以阻断动脉导管内的血流，让血栓在其内形成，以达到永久封堵的作用，术后 24h 及 1 个月复查超声心动图无动脉导管分流，证实封堵完全成功。

14. 直径粗大的动脉导管未闭　进口动脉导管未闭封堵器的最大型号是 16/14mm，故仅适用于直径≤10mm 的动脉导管未闭。国产封堵器的直径最大为 24mm，如有必要可制作更大的封堵器。对于较大内径的动脉导管封堵时，要避免反复多次的释放和回收，容易造成肺动脉夹层。肺动脉夹层是罕见的严重并发症，其发生率＜0.2%，临床处理困难，尤其合并重度肺动脉高压者，手术风险大，效果也不满意。因此，介入治疗术中操作要规范、轻柔，避免导管及导丝对肺动脉内膜的损伤。

15. 动脉导管未闭合并肺动脉高压　重度肺动脉高压时，存在不同程度的肺血管改变，病理上分为4级：Ⅰ级和Ⅱ级为可逆性病变，畸形纠正后病变可恢复，Ⅳ级为不可逆病变，应视为手术禁忌证，Ⅲ级则为临界性病变。正确判断肺血管病变的类型是手术适应证选择的关键，但仅从临床和导管资料，有时无法区分是动力性肺动脉高压还是阻力性肺动脉高压。结合外科动脉导管未闭合并肺动脉高压的治疗参考指标，如患者的 Qp/Qs＞1.3、股动脉血氧饱和度≥90%，可考虑行介入治疗。外科术中常用动脉导管未闭阻断及测压进行鉴别，创伤大，危险高。Amplatzer 封堵器具有置入后及释放前仍可回收的特点，在手术中可以作为封堵动脉导管的判断指标。也可以采用2个步骤进行试验性封堵和永久性封堵的方法。试验性封堵为封堵成功后暂不释放封堵器，严密监测肺动脉压力、主动脉压力和动脉血氧饱和度的变化，以此来推测肺血管病变是否可逆。此时有3种情况：①如肺动脉压降低幅度为原来压力的20%或下降30mmHg以上，主动脉压力和动脉血氧饱和度无下降或上升，且无全身反应，在造影证实封堵器位置适当，左向右分流消失或仅残存微量分流时，可释放封堵器，进行永久封堵；②如肺动脉压力升高，或主动脉压力下降，患者出现心悸气短，烦躁，血压下降等明显的全身反应，应立即收回封堵器，并对症处理；③如试验性封堵后肺动脉压无变化，患者无全身反应、血氧饱和度及心排血量无下降，也可释放，但要慎重，这种情况无法判定肺血管病变是否可逆，难以预料预后，应该向患者和亲属交待病情，征得同意后再释放封堵伞，对这部分患者的介入治疗尤为慎重。

16. 婴幼儿动脉导管未闭　≤3岁的婴幼儿动脉导管未闭有其特殊性，选用蘑菇伞封堵时要注意以下几个问题。

（1）正确选择封堵伞的型号：婴幼儿动脉导管弹性较大，置入伞后动脉导管最窄径大多增宽，可能是由于封堵器本身具有膨胀性而小儿动脉导管弹性又大所致，年龄越小扩大越明显。因此，越小的患儿越要选择稍大一点的封堵伞，最好大于动脉导管未闭最窄处4~6mm，管状动脉导管未闭选用封堵伞要大于管径的一倍以上，同时要考虑到主动脉端的大小，使主动脉侧的伞尽量在主动脉的壶腹部内，术后要测量升主动脉到降主动脉的连续压力曲线，如压差＞5mmHg，应该考虑有狭窄可能，必须收回封堵伞，重新置入合适的封堵器。

（2）避免封堵伞过分牵拉：对1岁以内的婴儿，还需注意未闭导管的长度和封堵伞的关系及操作技巧，避免置入伞时过分向肺动脉端牵拉，造成医源性左肺动脉狭窄，多普勒超声心动图若显示左肺动脉血流速超过1.5m/s，可考虑有医源性左肺动脉狭窄，应该及时调整封堵伞的位置，避免将封堵伞过分牵拉至肺动脉内。

（3）导管形态的特异性：婴幼儿动脉导管内径较大，以管状形态居多，主动脉壶腹部小，主动脉腔直径相对较细，常规蘑菇伞置入后会凸入主动脉腔内，造成主动脉的变形和管腔狭窄。此时可选用成角型封堵伞治疗，减少封堵器置入后占据部分管腔和对主动脉的牵拉所引起的变形。成角型封堵伞上缘仅有0.5mm边，置入后不突入到升主动脉内，不会造成管腔的变形和狭窄。沈阳军区总医院对15例动脉导管未闭患儿选用新型成角封堵伞进行封堵获得成功，其中4例先行常规封堵伞堵闭动脉导管未闭，测量升主动脉到降主动脉的连续压力均有 5~10mmHg 压差，造影亦显示封堵伞呈蘑菇形占据主动脉腔内，更换成角型封堵伞后压差消失，主动脉造影无狭窄征像（图 9-10）。

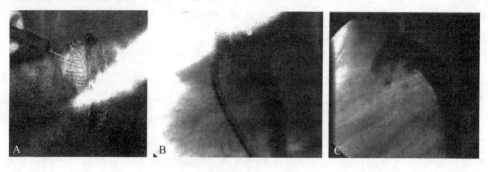

图 9-10 导管形态的特异性

A. 成角封堵器；B. 蘑菇伞置入后封堵器部分凸入主动脉管腔引起主动脉变形；C. 成角封堵器升降主动脉造影显示主动脉管腔正常

（4）传送鞘管的使用：体重 <8kg 的婴幼儿静脉尽量不要选用 >9F 的鞘管，送入鞘管时应该用逐渐增粗的鞘管逐一扩张静脉穿刺口，以免大鞘管的突然进入造成髂静脉痉挛、撕裂、内膜卷曲断裂而形成静脉血栓、破裂等并发症。若选用新型成角形伞时要选用较大的鞘管，此种伞回收时所需面积较大，细鞘管难以回收。

17. 成人动脉导管未闭　30 岁以上成人血管壁钙化明显，开胸手术危险大，易出现大出血、残余漏、动脉瘤等并发症，应该积极建议患者做介入治疗。年龄较大的患者病史长，心肌损伤较重，精神紧张，手术时常常会出现血压升高、心律失常和心电图 ST 段下移、T 波倒置。术前应给予镇静药物，常规准备硝普钠、硝酸甘油等药物，及时对症处理。建议 >50 岁的患者常规行冠状动脉造影。此外，还要注意的是成人的动脉导管管壁纤维化重，血管弹性差，不应选择过大的封堵器，以免造成术后胸闷不适等症状。一般选择大于未闭动脉导管直径的 2~4mm 封堵器。

18. 外科手术后再通的动脉导管未闭　外科结扎术后由于局部组织粘连、纤维化及瘢痕形成，再通的动脉导管管壁弹性差，可伸展性小，且结扎后漏斗部有变小变浅的倾向。选择 Amplazter 封堵伞直径与再通动脉导管的最窄直径不能相差太大，以免造成主动脉弓或肺动脉的狭窄。选用的 Amplazter 封堵伞一般应比再通动脉导管的最窄直径大 1~2mm，但若外科术后再通的动脉导管最窄直径无变化，则应选择比再通动脉导管最窄直径大 3~4mm 为宜。对于形态怪异的小导管多选用弹簧圈封堵，治疗效果相同。

19. 合并下腔静脉肝下段缺如　下腔静脉肝下段缺如是一种极为少见的先天性心血管畸形，其发生率占先天性心脏病的 0.6%~2.9%，常发现于复杂性发绀型先天性心脏病中，约 1/4 的病例有心脏位置异常。动脉导管未闭合并下腔静脉异位连接较少见，术中心导管不能从下腔静脉直接进入右心房，肝下段血流经由下腔静脉异位连接的奇静脉引流到右上腔静脉至右心房，无法经常规途径行动脉导管封堵术。常规经股静脉封堵动脉导管未闭，关键的一步是将输送鞘管经肺动脉侧通过动脉导管送至降主动脉，如患者合并下腔静脉异位连接等其他畸形，不能经此途径进入右房，可根据动脉导管的大小和形状，穿刺右锁骨下静脉、右颈内静脉，最好是选用右颈内静脉或经主动脉侧送入封堵器进行封堵的方法。

20. 合并感染性心内膜炎的治疗　动脉导管未闭合并感染性心内膜炎后再行封堵治疗的报道较少，在感染性心内膜炎治愈后仍可行介入治疗。

21. 合并能够介入治疗的其他心血管畸形　具体如下。

（1）合并肺动脉瓣狭窄：两种均是常见的先天性心血管畸形。经皮球囊肺动脉瓣扩张术，与动脉导管未闭封堵术的疗效同样优良。可根据动脉导管未闭的大小和肺动脉瓣狭窄的程度选择同期或分期治疗。如同期进行治疗，原则上应先行经皮球囊肺动脉瓣扩张术，再行动脉导管未闭封堵术。

（2）合并房间隔缺损：动脉导管未闭的杂音易于掩盖房间隔缺损的杂音而将其漏诊，超声心动图为本病的有效诊断方法，动脉导管未闭合并房间隔缺损进行同期介入治疗时，一般先行动脉导管未闭封堵术，后行房间隔缺损封堵术。

（3）合并室间隔缺损：动脉导管未闭合并室间隔缺损进行同期介入治疗时，一般先行室间隔缺损封堵术，后行动脉导管未闭封堵术。

十、疗效评价

应用弹簧圈和 Amplatzer 蘑菇伞封堵器介入治疗动脉导管未闭均取得了满意的疗效。弹簧圈的手术技术成功率为 94.7%，Amplatzer 蘑菇伞的手术技术成功率为 98.9%，不成功的病例主要是因为动脉导管未闭的直径过小或者是特别大的导管。术后残余分流是评价动脉导管未闭介入治疗疗效的最主要指标，弹簧圈的即刻术后残余分流发生率为 36.2%，术后 24~45h 为 17.7%，术后 1~6 个月为 11%，术后 1 年为 4.3%；而 Amplatzer 蘑菇伞术后即刻残余分流发生率为 34.9%，其中主要为微量至少量分流，术后 24~48h 为 12.3%，术后 1~3 个月为 1%，术后 6 个月为 0.2%。

参考文献

[1] 孙宁玲，吴海英．高血压专业诊治常规．北京：中国医药科技出版社，2016.

[2] 陈信义，赵进喜．内科常见病规范化诊疗方案．北京：科学出版社，2015.

[3] 葛均波．心血管系统疾病．北京：人民卫生出版社，2015.

[4] 孟靓靓，刘厚林．心血管疾病中西医治疗．北京：金盾出版社，2015.

[5] 任卫东．心血管畸形胚胎学基础与超声诊断．北京：人民卫生出版社，2015.

[6] 曾和松，王道文．心血管内科诊疗指南．北京：科学出版社，2016.

[7] 臧伟进，吴立玲．心血管系统．北京：人民卫生出版社，2015.

[8] 李学文，任洁，高宇平．心血管内科疾病诊疗路径．北京：军事医学科学出版社，2014.

[9] 沈卫峰，张瑞岩．心血管疾病新理论新技术．北京：人民军医出版社，2015.

[10] 李彦豪，何晓峰，陈勇．实用临床介入诊疗学图解．第三版．北京：科学出版社，2016.

[11] 何胜虎．心血管内科简明治疗手册．武汉：华中科技大学出版社，2015.

[12] 庄建．心血管领域新进展．长沙：中南大学出版社，2015.

[13] 李艳芳，聂绍平，王春梅．ACC/ESC 心血管疾病研究进展．北京：人民军医出版社，2015.

[14] 周玉杰．经皮冠状动脉介入治疗术中球囊操作技巧．北京：人民卫生出版社，2016.

[15] 马爱群，王建安．心血管系统疾病．北京：人民卫生出版，2015.

[16] 郭继鸿，王志鹏，张海澄，等．临床实用心血管病学．北京：北京大学医学出版社，2015.

[17] 黄振文，邱春光，张菲斐．心血管病诊疗手册．郑州：郑州大学出版社，2015.

[18] 顾复生．临床实用心血管病学．北京：北京大学医学出版社，2015.

[19] 王志敬．心内科诊疗精粹．上海：复旦大学出版社，2015.

[20] 刘长安．介入诊疗防护与安全指南．北京：北京大学医学出版社，2016.